こころを健康にする食事の科学

Eat & Flourish

Mary Beth Albright

メアリー・ベス・オルブライト　著

大山晶　訳

原書房

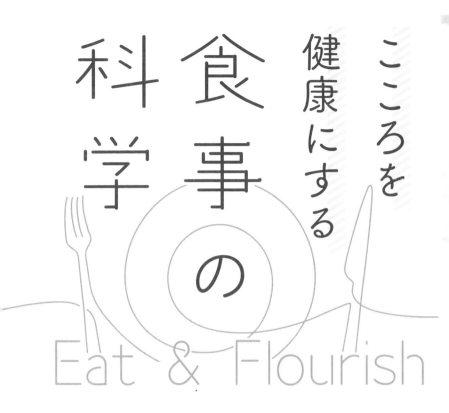

こころを健康にする食事の科学

私の姉妹に。

芸術と美はどこにでもあることを教えてくれたアン、そして心が健康であることの大切さを教えてくれたイヴリンに。

目次

読者への注意

本書は、読者に一般的な情報を提供することを意図している。本書に記載されている治療法、取り組み、手法は、医療や心理療法に代わるものではないし、疾患と診断されていたり、医師の診察が必要となる症状があったりする場合に、治療の代わりに使用すべきではない。新しい食餌療法、運動療法、サプリメントを始める前に、それが個々の医療ニーズに合っているかどうかを、医師またはその他の資格を持つ医療関係者に相談することをお勧めする。

本書に掲載したURLは、出版時点で、既存のインターネットサイトにリンクまたは参照されていたものである。出版社は、自社が作成したものでないウェブサイト、アプリ、その他のコンテンツについては責任を負いかねるし、また承認あるいは推奨したものとみなされるべきではない。また、著者は第三者のいかなる資料に対しても責任を負うものではない。

序文

ティモシー・S・ハーラン
医学博士、米国内科学会上級会員、認定料理医学スペシャリスト
ジョージ・ワシントン大学医学部および健康科学部准教授
料理医学専門委員会会長
「健康と食べものの出会い：料理医学カリキュラム」責任者

シェフであり医師でもある私は、30年以上も食べものと幸福とのかかわりについて探ってきた。これは最近までかなり孤独な領域だったが、ありがたいことに状況は変わりつつある。この10年ほどの間に、食べものと料理によって健康が大きく改善することが証明されたのだ。その一方で、私は医師や健康の専門家にもっと教育が必要だと考えた。それを念頭に置いて開始したのが、料理医学のプログラムだ。最初はテューレーン大学医学部で、そして今はジョージ・ワシントン大学医学部で。このプログラムはアメリカ国内の大学に導入され、料理など、栄養摂取に関係したライフスタイルを変える利点を教えるのに役立っている。私は幸福と食物との結びつきがいかに重要かを教え、利用しようと探求を続けてきたが、その途上で幸運にもすばらしいシェフや医療専

門家、政策立案者、研究者、ジャーナリストに出会うことができた。幸福の重要な構成要素である食物について、深い関心を抱いている人々だ。

数年前に出会ったあるジャーナリストは、このテーマについてのみならず自分自身のスキルについても注意を向けており、私はすぐに好印象を受けた。みなさんが今読んでいる本の著者、メアリー・ベス・オルブライトだ。当時彼女はナショナルジオグラフィック誌で料理医学に関する記事を執筆中で、私のところに取材に来たのだった。彼女が自分の仕事をやり遂げ、このテーマに関する知識の基盤を確立したのは明らかで、彼女は記事のなかで当時の技術の状況をみごとに説明してくれた。

そして今また、この本で述べようとしている。

私が栄養学の世界にかかわって40年が経過するが、その間に食べものの研究は大きな発展を遂げた。ここに読者諸氏が直面している課題がある。科学が発展すると、それに伴い、食べものと健康にかかわる推奨事項も変わるのだ。

当然のことだが、人々は混乱する。バターの代わりにマーガリンを使えと言われていたのに、その10年後には、マーガリンは健康を損なう原因のひとつだと言われているのだから。よいニュースもある。食べるものがどのような害になりうるか、利益になりうるかについて、より確かな理解が得られるようになったことだ。

ときどき、何を信じたらいいのかわからなくなる。だがこの本は信頼できるし、信じられる。

科学的な観点からの確かなレビューであり、より長くよりよい人生を送るためにもっとも重要な側面、つまり心の健康を食がどのようにサポートするか、を示すことによって、生活と健康のためにすぐに応用できるものを提供してくれる。

私たちの多くは、ダイエットや食事計画や栄養学と聞くと、心臓発作や脳卒中、糖尿病、高血圧、高コレステロールといった問題を抱えている人向けの話だと考えてしまう。しかし、健康的な食べものは、気分や感情、快楽、エネルギー、メンタルヘルスにもかかわってくることなのだ。

メアリー・ベスは、複雑な神経解剖学とホルモン反応について解説してくれている。これはすばらしい仕事だ。真面目な話、神経伝達物質や内分泌反応、γ-アミノ酪酸、ドーパミン、副腎皮質刺激ホルモン、コルチゾールなどについて理解するのは、医療従事者にとっても難しい。メアリー・ベスは扁桃体や海馬について易しく、しかも楽しく理解させてくれる。このふたつの脳構造は面白いと声を大にして言いたい。

これは視覚や聴覚から快感や社会化にいたるまで（彼女がいざなってくれる旅のほんの一部にすぎない）、食べものがあらゆるものに与える影響を伝えるにあたり、彼女が難しい事柄を嚙み砕いて説明してくれているからだ。本書の旅は人体そのものを巡ることから始まるが、彼女は優秀なツアーガイドとして、気分やエネルギーや感情をつかさどり調整するさまざまな器官に食べものがどう影響を及ぼすか、完璧な解説をしてくれる。

この大いなる旅は続き、文字通り世界中を巡ることになる。フィラデルフィアのモネル化学感覚研究所、オーストラリアのマインド＝ボディ研究所、サンフランシスコの機能的ＭＲＩ画像センター、アイルランドの微生物叢《びせいぶつそう》研究室、バージニア州アッシュバーンの農場、宇宙空間（そう、宇宙にまで旅するのだ）、スタンフォード大学の長寿センター、日本の厚生労働省、そして地中海に向かい、この地域の食事が感覚にどれほど大きな影響を与えるかを理解する。

私たちが幸福に生きるために食は重要かつ親密で個人的な社会的事象だ。私たちを体と研究の世界にいざなってくれる彼女は、その重要な事実に基づく情報を提供し続けている。

第1章から第5章は基礎固めだ。ここで提示される確かな証拠によって、食べものと気分がいかに直結しているかを納得できる。それだけでもすばらしい本だが、さらにうれしいのは第6章だ。最初の5つの章で示したエビデンスに基づくしっかりした4週間のプランに従えば、キッチン、メニュー、そして気分を一新することができる。

食と健康についての関心がますます高まるなか、私はメアリー・ベス・オルブライトのようなジャーナリストや文筆家がいることを本当に誇りに思う。上質な仕事は常に輝きを放つ。本書はあなたの人生の質を変えることができる一冊だ。

正しい食事をとって健康的になり、人生を楽しもう！

まえがき

「私は単純な喜びを崇拝する。それは複雑なるものの最後の避難所だ」

オスカー・ワイルド

食べもので私たちは満ち足りた気分になれる。食べることは喜びだ。汁気たっぷりのモモであれ、皮のぱりっとしたパンであれ、チョコレートであれ。その楽しみを他の人たちと分かち合えば、とくに元気が出る。この情緒反応は、食べものに特有の脳活動によって体にも表れる。この脳の活動は、活性化する位置を割り出し研究することもできる。セックス、すばらしい音楽、おいしい食べものは、すべて同じ精神回路を活性化し、こう教えてくれる。いい気分だ、と。

ここまで述べたことは、6人の科学者が観察するなか、私がＭＲＩの筒型装置内に横たわり、じっとしたままミルクシェイクやケールジュースやワインをストローで飲んだ結果、知ったことの一部だ。

私がものを食べると機能的MRIが私の脳をスキャンして、食べたものによって快楽度がどう変動するかを示してくれる。あとでその画像を見せてもらったところ、私が毎日数回（白状すると、もう少し多い場合もある）行う食事が感情にどのように影響を与えるかが、文字通りよくわかった。さらに言うならば、私が食べものを選んだ瞬間に脳の活動がこれほど影響を受けるなら、長期的な変化もきっとあるに違いない。

この脳のスキャンは、食べもので精神をどう安定させられるかというもっと大きな話のほんの一部にすぎない。脳と腸は、意思決定、人間関係、満足度、精神的健康に影響を与える信号を送り合っている。これらの信号は食べものの種類と質に大きく依存し、最近ではある種の食べものがとくに有益だという研究報告もなされている。

本書は、精神を安定させるために何をどう食べたらよいかについて、技術と科学の観点から述べるものだ。それはつまり、生きていくうえで避けられない、日々の浮き沈み、プレッシャー、変化する人間関係にどう対処するか、ということにつながる。毎日の暮らしのなかで、どのように食べればうまくやっていけるのかを掘り下げ、発見していこう。

食べもの《フード》と気分《ムード》の関連性については、20年ほど前から少しずつ研究が進んできた。２００６年、公衆衛生局長官のオフィスを出ようとしたら、医学雑誌、インターナショナル・レビュー・オブ・サイカイアトリー誌が私の机に回ってきた。掲載されたある論文がとくに私の注意を引いた。

食べものについての論文だったが、食習慣と健康の関係に焦点を当てたり、肥満や心臓病、高コレステロール、糖尿病といった特定の疾患について語ったりするのではなく、ストレスに対する反応が食べものによっていかに和らげられるかを論じるものだった。

この研究は、オメガ3脂肪酸の摂取によって「攻撃性や敵対心をかなり抑えることが期待できる」と報告していた。また、オメガ3が不足すると、セロトニンのレベルが低下する恐れがあり、セロトニンの減少は気分障害につながるとも指摘していた。セロトニンの分泌を増やす錠剤は数十年前から処方が可能になっている（この薬には私も個人的にお世話になっている。料理研究家のアイナ・ガーテンなら、ここで決めぜりふを言うだろう。「市販のものでいいのよ！」）

この2006年の研究を推進した研究者、ジョセフ・ヒッベルンは、1998年には魚の摂取量が多いと鬱病になるリスクが低下することも発見している。ヒッベルンは怪しげな健康論者ではない。アメリカ国立衛生研究所に勤務し、公衆衛生局の受命職員を務めた人物である。栄養学がメンタルヘルスのための主流の医学になりうることを政府が認めれば、これはフード・ムード革命の始まりになるかもしれないと私は密かに考えた。

数年後、ワシントン・ポスト紙でライター兼編集者という今の仕事を始めるまでに、私は食べものがメンタルヘルスに与える影響について立証する、査読済みの新たな科学論文に少しずつ（そして大量に）触れていった。この問題にかかわる研究は、広範であるとともに複雑だ。食べる内容と食べ方の両方に感情がどのように影響を与えるか、そのふたつの事柄が私たちの体とどのように作用し合って、食べものから得られる価値（カロリー、栄養、気分を支える化学物質など）が決まるのかを、これらの研究は考察している。

今では食と精神的安定の関連性について、査読された重要な結果を私たちは数多く目にすることができる。例を挙げよう。

○毎日野菜や果物を2カップ食べる人は、1カップ以下の人よりもストレスレベルが低い。
○ストレスを受けてもオメガ3脂肪酸を高レベルで摂取している人は、そうでない人に比べ不安や炎症が少ない。
○炎症性食品を食べると、鬱病のリスクが25パーセント、精神的苦痛を感じるリスクが85パーセント増加するのに対し、抗炎症性食品（炎症を抑える食品）を食べるとメンタルヘルスの改善につながる。
○健全な行動をするマウスに不安を示すマウスの腸内微生物（これは食事の影響を大きく受ける）を移植すると、健全なマウスが不安そうな行動を取るようになる。
○他の人と一緒に食事をする人ほど、人生に幸福感と充足感を抱いている。

「感情的摂食」（一般には空腹からではなく、ストレスやネガティブな感情が引き金になって食べることを指す場合が多い）という言葉には否定的な含みがある。この言葉は暴食や愚かな食べ方（塩辛いポテトチップスや大量のアイスクリームを平らげるといったこと）をイメージさせるからだ。食べることで束の間の慰めは得られるが、長期的には問題が生じる。しかし感情的摂食には多くの定義があり、正しい食べものを取れば、感情と摂食の間にかかわりがあるという生物学上の事実を、私たちをサポートしてくれるものとして再び活用することができる。さまざまな飢餓感や喜びの源にかかわる羞恥心を取り除くことができる。感情的摂食と幸福は相反するものではない。同じ全体の一部なのだ。問題は感情的摂食をどうしたら行わずにいられるかではない。生物学上、それが無理なのは確かだ。問題は、どうすれば感情的摂食を長期的な幸福に利用できるかだ。続くページで、神経科学、栄養学、微生物学の最新の研究について見ていき、実生活に応用していこう。

食べものと健康的な関係を築くには、栄養だけに注目するのではだめだし、キャンディバーの代わりに豆を食べればそれだけでメンタルヘルスが改善するというものでもない。私は栄養と快楽の両方を科学的に考察したいと考え、さらに神経科学が食物の栄養と調理法にどのような知見を与えられるかについても知りたいと考えた。食べものには人を集め、和ませ、喜ばせる力がある。私はその力に着目したいと考えた。食物を扱う科学分野はさまざまにあるが、私は最先端の研究を世界中で行っている一流の科学者による情報が載せられた、科学的に厳密な本を求めていた。

これには個人的な事情もからむ。長年にわたり大きな個人的試練を乗り越えてきたのは私の誇りだ。実家の問題、転職、離婚。どうすれば毎日優先順位をつけて生活できるようになるだろう。

くじけない心を維持し、自分の感情に対処し、料理や食事において自由な喜びを再発見できるのだろう。

私は自分にも、おそらく他の人々にも役立つ、次のような疑問を解消してくれる研究はないかと調べた。

○食べものは感情にどのような影響を与えるのか？
○食べものは心の健康にどのような影響を与えるのか？
○感情は食べものの選択にどのような影響を与えるのか？
○感情は栄養ニーズにどのような影響を与えるのか？
○どの科学が信頼でき、どれが虚偽なのか？
○料理（またはストレスベイキング〔パンや菓子を作ることでストレスを解消すること〕）で本当に気分がよくなるのか？

その疑問と答えは、すべて食べもの、栄養、快感、そして人とのつながりの輪のなかで互いに密接に結びついている。食べものは体に不可欠であり、私たちが毎日選択する原材料と経験の組み合わせだ。始まりも終わりもないメビウスの輪のようなもので、すべてが心の健康をサポートするのに食べものをどう利用できるかという文脈において探究される。

食事と感情とは蔓のように絡み合っている。ふたつを関係づけているのは栄養素の作用だけではない（栄養素は当然重要なのだが）。関係づけているのは手を使った調理のプロセスであり、おいしそうなにおいを吸い込むことによって活気づけられる脳の反応であり、他者と食事するという行為だ。

食べものをたんなる楽しみや燃料としてではなく、もっと総合的にとらえれば、食事によって癒しを得ることが可能になる。多くの分野からの科学的エビデンスをもとに、私たちの人生に食が与えてきた多くのよい影響を反映させることで、その好ましい効果を最大限に引き出せる。

さまざまな科学分野の論文を読むうちに、私は何を食べるかではなく、どのように食べるかがメンタルヘルスに影響を与えるのだとわかった。献立の選択、最良の食材の選定、自宅で調理した食事のにおいを嗅ぐこと、自分の手で調理すること、特定の味に結びついた感覚を思い出すこと、食卓を囲む人々との会話といった、食べものや料理に関するあらゆることが、気分を上向きにし、感情を上手に処理するのに役立つ。

食の力を借りるのは比較的低コスト・低リスクなので、他のさまざまなメンタルヘルスケアと併用できる。そしてとくに最近言えることだが、心が危ない状態に追い込まれていなくても、メンタルヘルスケアの恩恵は受けられる。メンタルヘルスに一貫した注意を払っておけば、場合によっては危機を予防したり緩和したりできるということを、科学は証明している。

私たちは心の改善に食を利用できるし、逆に食の改善に心を利用することもできる。食べものが体内で作られる物質に影響を与え、それが脳に影響を与えるように、脳は私たちが食べものから得る快感の量に影響を与える。食べものが体に影響を与え、体が食べものの選択に影響を与えるというサイクルがぐるぐると回っているのだ。

知識を身につければ、食べものと気分のつながりを利用して好循環（悪循環ではない）を生み出し、その過程で実際に楽しむことができる。人生はあまりに短く、またあまりに長いので、食べものと気分のつながりの力を活用しない手はない。

よい食事イコール完璧な食事ではないということを科学は明らかにしている（完璧を追求すると気が滅入ってしまうので、これはありがたい）。大切なのは、脳と体がどのように会話するのか、食べるものが両者のどんな会話に影響するのかを考慮した食事パターンを確立することだ。そうすれば、食べものをおいしく感じ、快感を得ることができる。

心の病気がなければ心が健康かといえば、そうではない。食べものは本当の、永続的な喜びの源になりうる。どうすれば食べものをうまく利用できるのか、見ていこう。

第1章　こころと食事の密な関係

「食べることは必然だが、知的に食べることは芸術だ」
フランソワ・ド・ラ・ロシュフコー

心地よさと食べものは私たち人間にとって切っても切れない関係にあるが、最近まで、研究者はその理由をわからずにいた。思い出や郷愁、口当たり、人々とのつながりによるものだろうか。それとも気晴らし、快楽、栄養不足を補うためだろうか。誰にでもお気に入りの心安らぐ食体験があって、食が持つ癒しの力に慣れ親しんでいる。それは友人たちとの楽しいパーティーかもしれないし、雪の降る日曜日にひとりで映画を観ながら食べた湯気の立つシチューかもしれない。

食べものには魔法のような一面もあるが、現実のすばらしい側面もある。誰かを愛しく思うから野菜スープを作る気になり、その野菜スープが快感と幸福感を生み出し、それから野菜が体内で化学変化を起こし、誰にでも起こる感情の引き金に対処する長期的な機能をサポートする。食べものに対する考え方には、自分自身と自らの私的な生活史が映し出される。つまり、私たちがどのように選択し、どのように自分をケアし、他者とどのようにかかわるか、といったことが反映されるのだ。

ひとりひとりの体が食べものをどう利用しているかについては、まだ解明されていないことが多い。食べものから重要な栄養素を大量に摂取できる体もあれば、必要なものを処理し吸収する能力が低い体もある。セロトニンやＧＡＢＡ（γ-アミノ酪酸）といった神経伝達物質の生成をサポートする善玉菌を体内に持つ体もある。これらの成分はともにメンタルヘルスに役立つことで知られている（神経伝達物質の生成は非常に魅力的で、２０２２年にはある企業が高ＧＡＢＡトマトを初めて開発したと発表している）。腸内の善玉菌を増やすのに手助けを必要とする体もある。食べものに対し脳の報酬系（脳内で報酬の受容や期待に関係する領域）が非常に敏感で反応しやすい体もある。何かからより大きな見返りを引き出すには、それを頻繁に要求しなければならない。私たちの心と体は快感を得るために作られているからだ。人間は快楽を追求し、享受し、可能な限りそれを高めるように進化してきた。私たちは優れた人間の頭脳を使って、食べものを目先の快楽のために使うのではなく、もっと大きな視点で考えることができるし、私たちの体に昔から備わっている生物としての力を利用して、長期的な幸福を手に入れることもできるのだ。

食べものと精神的安定について私が読んだ数百の論文は、それぞれが科学的な研究分野における貴重な情報を与えてくれた。しかし専門分野や国境を越えてそれらをすべてまとめてみると、食を通じて感情と心の健康を向上させるためのステップがありありと見えてくる。それは私たちが何を食べるかにも関係するが、どのように食べるかにも関係する。こういったことはしばらくの間、スーパーフードや機能性食品に夢中になるあまり、ないがしろにされていた。スーパーフードとは、他の食品に比べカロリーあたりの栄養価が高い食品の俗称で、実際にそういった食品は存在する。しかし栄養価の高い食品は物語の一部にすぎず、全体像というよりはパズルのピースのようなものだ。私たちの多くは栄養素の違いを頭のなかで整理しきれず、ましてやそれに基づいて食品を選択することなどできない。たまにスーパーフードを食べ、それ以外のときにはジャンクフードを食べるという人も多いだろうが、科学的にはきちんとしたホールフード〔食べられる前の加工や精製を行わないか、可能な限り抑えた植物性食品〕を食べるのが感情の健康を保つ最善策で、これをパターン化しておけば、たまにジャンクフードを食べても体がうまく対処できるようになるという。本書の最終章では、日常生活にこういった科学を適用していくための実践的なヒントを紹介していく。

食べものの選択は感情に影響を与える。食べることですぐに得られる快感もそのひとつだし、長期的には、ドーパミンやセロトニンといった神経伝達物質からアドレナリンやコルチゾールといったホルモンにいたるまで、食べたものが、体内で作られる化学物質の基礎となるからだ。

この現象はスーパーモデルであれ相撲取りであれ、誰にでもあてはまる（いつか相撲取りのスーパーモデルが誕生することを願っている）。シリコンバレーの革新者たちの多くは、食べも

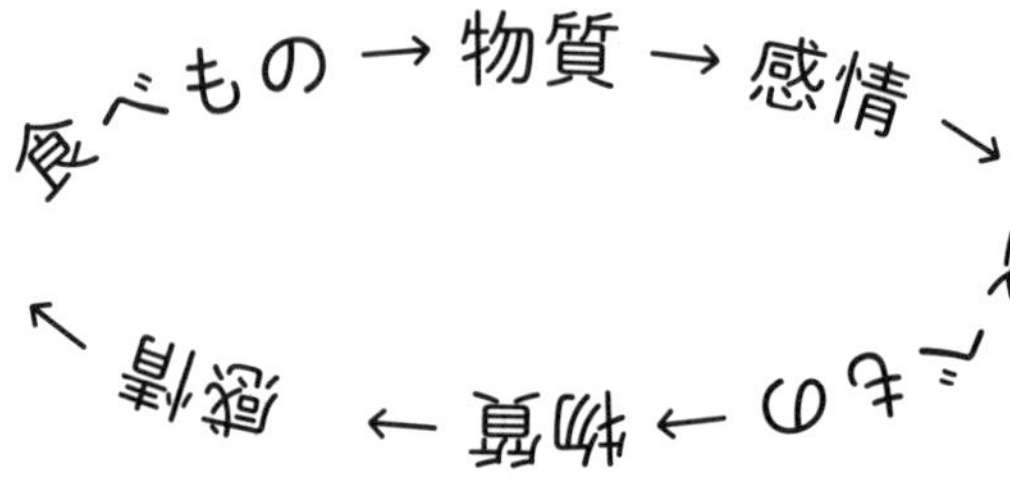

のなんてたんなる燃料にすぎないと主張し、食事で仕事が中断されるのを嫌がるようだが、食事代替飲料でさえ、さまざまなフレーバーがある。キーボードから離れられないときでさえ、プロテインシェイクを飲むならチョコレート味よりストロベリー味のほうがいい、と思ったりするのだ。

感情と、その感情に基づいてどう行動するかは、神経系で処理される。さまざまな感情が、自分でも気づかないうちにさまざまな体の反応を起こし、さまざまな身体的ニーズを生み出す。そして神経系、つまり脳が指揮する体のコミュニケーションシステムは、食べものを燃料としている。

それはループ状になっていて、どこが始まりかは誰にもわからない。私たちはさまざまな感情が体に及ぼす影響に役立つ具体的な食べものを検証し、食べものが感情に及ぼす影響の背後にある科学について検証する。しかしまずは、感情がどこから生まれるのかに着目しよう。それは偶然の一致ではないだろうが、味覚が生じるのと同じ場所、つまり神経系だ。

神経系の仕組み

神経系はニューロンというきわめて特殊な細胞からできている。人体のほとんどの細胞は丸みを帯びているが、ニューロンはそこから出た小さな根が数多く絡まり合っているように見える。ニューロンは他のニューロンに働きかけて体全体に情報を伝達する。ニューロンは脳に集中しているが、体中に存在し、腸内にも非常に活動的な神経の集団が存在している。ニューロンは時速数百キロという速度で信号を送り合うので、たとえば熱いストーブに手を触れたときのような体への刺激を即座に知覚できる。ニューロンのおかげで、神経系は瞬きよりも速く全身に情報を伝達できるのだ。

ニューロンは通信経路のパターンに慣れる。何かを繰り返し行うと、ニューロンはより簡単により速く伝えるにはどのように接続すべきかを「学習」する。それで、ニューロンはあるパターンに遭遇すると「ああ、これは知ってるぞ」と考えて、一連の慣れた接続をたどるのだ。しかし最近、行動（食べるものを含む）に基づいてこういったパターンを変え、新たなニューロンの接続経路を育てられることがわかった。これを神経可塑性《しんけいかそせい》と呼ぶ。

生き延びるためには、外界で何が起こっているかを知る必要がある。そこで大切になるのが感覚、つまり嗅覚、味覚、触覚、視覚、聴覚だ。体中のニューロンは何が起こっているかに関する感覚情報を脳に伝える。脳はその刺激に対しどう感じるかを決定する。これが感情だ。その結果、周囲で起こっていることをどう感じるかに従って体は行動を起こす。たとえば火を見て恐怖の感情を抱いたとする。その感情が、恐怖の原因となった刺激に対応するよう身体に働きかけ、危険から逃げ出す準備をさせるのだ。あるいは火を見て喜びの感情を抱くこともある。それは火が暖炉のなかで燃えており、体をリラックスさせてくれるからだ。

刺激 → 感情 → 行動

ニューロンは中枢神経系（ＣＮＳ）の頂点に位置する器官、つまり脳に集中しており、情報を収集・処理し、全身に信号を送っている（ＣＮＳは脳と脊髄からなっている）。ニューロンは刺激を処理するのを助け、どう感じるかや、最終的にどう行動するかの判断に寄与している。それは日常生活のなかで私たちが知っている刺激について考えてみると、大いに納得がいく。上司が不機嫌だと、あなたのなかにはある感情が生まれ、あなたはそれに対しどう行動すべきかを選択する。誰かが笑ってあなたを見つめていたら、それに対する感情が生まれ、あなたはどう行動するかを選択する。笑っていたのはあなたに関係したことかもしれないし、あるいは何かほかのことで笑っていてたまたまあなたと目が合っただけかもしれない。

しかし問題は、私たちが必ずしも刺激に気づいてはいないということだ。ニューロンは体のあらゆる部分で起こっていることを絶えず脳に伝えている。

ニューロンは神経伝達物質と呼ばれる化学物質を、他のニューロンや、ときにはニューロンではない他の種類の体細胞に受け渡して情報をやり取りする。これらの化学物質の放出は、あらゆる種類の刺激（私たちが読むもの、見るもの、聞いたこと、考えたことなどから生じる）が生み出す電気インパルスによって引き起こされる。あなたはそれをまさに今行っているところだ。この文章も刺激だからである。刺激を受けると脳内に電気インパルスが生じ、それがニューロン間に神経伝達物質を送り込む。嗅覚（詳細については後述する）は空気中の分子をとらえ、その分子を、においを嗅ぎ分ける鼻のニューロンと結びつける。それから脳が、嗅いでいるのは何のにおいなのか、それについてどう感じるかを識別する。

神経系は、血流を利用した別のコミュニケーションシステム、つまり内分泌系と並走している。血流によって移動する化学伝達物質はホルモンと呼ばれる。ホルモンは体中の腺から分泌される。腺をコントロールするのは脳なので、神経系と内分泌系は関連があることになる。内分泌系は神経系に比べて伝達速度が遅い。ホルモンは血中を移動して他の細胞に届くが、ニューロンからニューロンへと直接飛んでいくメッセージに比べれば、ゆっくりな移動方法だからである。伝達系同士の境界は曖昧だ（メンタルヘルスに重要なセロトニンは、ホルモンであると同時に神経伝達物質でもあると考える科学者もいる）。

非科学者にしてみれば、脳について学ぶと聞くと、圧倒される気がするかもしれない。だが私の子どもは幼稚園にいた頃、「脳のハンドモデル」を使って感情について教わった。このモデルは簡略化されたものだが、園児にも非生物学者のライターにもわかりやすい。

まず、親指を内側に入れて、こぶしを握る。

こぶしは元気なときの脳を表している。親指は大脳辺縁系（原始脳）、つまり扁桃体と海馬を表す。それぞれアーモンドとタツノオトシゴのような形をしたニューロンの集まりだ。扁桃体は本能をつかさどり、海馬は感情的な記憶の想起を制御する。一般的に刺激は、過去の経験と本能というフィルターにかけられたのち、何が起こっているかを感覚に伝える。辺縁系には視床下部も含まれ、これは食欲、体重、体温を調節する。

これらのアーモンドやタツノオトシゴの形をしたちっぽけな灰白質《かいはくしつ》は、感覚からの情報が集積され分類される場所だ。脳の原始的な部分である。個人的には、私の辺縁系は常にドラマティックなことの連続だ。私は自分の行動が自動的にドラマティックにならないように努力しなければならない。脳の原始的な部分によって人生が不安定で制御不能になることを望む人はいないだろう。それならば、辺縁系を健全で機能的な論理脳と組み合わせなければならない。

ここで登場するのが大脳皮質だ。握ったこぶしのモデルで親指の上に重ねた4本の指は、脳の大脳皮質、つまり「考える脳」を表している。これは脳の上部に位置し、前頭前野はここに含まれる。これは論理と理性をつかさどる場所で、原始的な脳が感じた恐怖が本当の脅威かどうかをここで判断する。こぶしのモデルを見ると、恐怖を感じた際にも考える脳（4本の指）が原始的で神経過敏な脳を「抱きしめ」、大丈夫だということが伝わるよう配置されているのがわかる。しかしそれは大脳皮質がうまく機能している場合に限ってのことだ。

大脳皮質が膨大すぎる情報を抱え込むと、「キレる」可能性がある。当時4歳だった息子の先生はこれを説明するのに、4本の指を空中にまっすぐ上げて（考える脳が取り乱した状態）、親指（原始的な脳）を抱きしめないようにしてみせた。

私はこの子ども向けの脳の説明はなかなかわかりやすいと思う。歴史上よくあることだが、科学と大衆文化はぶつかり合う。テレビゲームの「ブラッドボーン」には、「悪夢の辺境」に棲むアメンドーズ（英語版ではAmygdala（扁桃体）という名）という架空の悪役が登場する。人間大のニューロンの姿をしていて、先端に脳を持つ恐ろしい蜘蛛《くも》のような生きものだ。私はマーヴェル・コミックに登場する「マンシング」というキャラクターも好きだ。彼はかつて人間だったが、今では理性を失った沼地の獣になり果てている。彼は周囲の人間の感情を感じ取ってよろよろと歩き回り、彼らの影響を強く受ける。基本的に、彼は非常に敏感な人物（非常に敏感なクリーチャー、と言うべきか）である。周囲の人間が怒りや恐怖を感じるとそれに反応し、腐食性の酸を分泌して相手を焼き殺す。この歩く敏感な獣は、自分の排泄物を食べ、独立した生態系となっている。他者が恐怖を感じても、彼はその人々を助けることはできない。ただ焼き殺すだけだ。重要なのは、マンシングが他のスーパーヒーローですら燃やせるという点だ。彼の感情は強力なのだ。

こういった話を聞くと、「ああ、そんな人いるよね」と思う。それはあなたの知人かもしれないし、ひょっとしたらあなた自身かもしれない。ありがたいことに、苦痛に耐えられない気持ちを回復力に変えたり、気持ちに柔軟性を持たせたりすることは可能だ。困難な感情に直面したからといって、マンシングのように世界を敵に回し、あらゆるものを破壊する必要はない。では、恐怖という感情が神経系でどのように作用しているかを見てみよう。

火の例に戻る。仮に家のどこかで火が燃えているとしよう。燃えている物質は空中に分子を放出する。分子は嗅覚ニューロンに届き、においを感知する。扁桃体は恐怖に対処するために注意を喚起する。そこで大脳皮質が恐怖に論理的な解釈を当てはめる。ひょっとしたら、暖炉に火をおこしているだけで、何も問題はないのかもしれない。あるいは、家のなかで火事が起きているとしか考えられない場合もあるだろう。それならば、どうにかして消火しなければならない。

扁桃体が活性化すると、その指示を受けた視床下部が、恐怖への対処を助けるホルモン、とくに副腎皮質刺激ホルモン（ＡＣＴＨ）を生成するよう脳下垂体に伝える。脳下垂体は指示通りにホルモンを血中に放出する。ＡＣＴＨが放出されることで、コルチゾールの分泌が促進される。それにより血糖値、心拍数、白血球数（感染症と闘う）が上昇する。言い換えれば、恐怖を引き起こす脅威に対処するために、体内で利用できる資源を増加させるのだ。

一方、神経系は別のホルモン、つまりアドレナリン（エピネフリンとも呼ばれる）を送り出すよう副腎に指示する。これはアレルギー反応を起こした人に注射するエピペンに含まれているのと同じものだ。アドレナリンは呼吸のたびに多くの空気を取り込めるよう（恐怖を感じたときに早く逃げられるように）気道の筋肉を弛緩させ、末端の血管を収縮させる（必要な血管に多くの血を送り、それが臓器に届き、迅速に行動できるように)。また、アドレナリンは心拍数を上昇させ、脳や筋肉への血流を増やし、血糖値を上昇させる。

体内で起こる多くのプロセスを私は単純化し簡略化しているが、体が放出する物質は、私たちの幸福に直結している。メンタルヘルスは複雑で多くの要因がからんでいるが、一般的には、鬱に陥るのはドーパミンやセロトニンの不足が原因であることが多い。ストレスを強く感じているときには、ノルアドレナリンとアドレナリンが過剰に分泌されている。幸福を感じる際にはセロトニンや、ときにはドーパミンが大量に放出されている。こういった物質、そして私たちの感情は、摂取する食べものの影響を受ける。

現代社会では、こういったストレスがかかって資源が分泌されても、使わなかったり、必要としなかったりする場合がある。交通渋滞、不穏なニュース、あるいは不愉快な上司、といった現代的な脅威は避けられないが、必ずしも逃げたり闘ったりする必要はないからだ(実際逃げたり闘ったりすることで事態が悪化する場合も多い)。その結果、恐怖が原因で分泌されるこれらのホルモンが体内を漂い、けっして起こらない物理的な闘いに向けて臨戦態勢を敷いたままになると、問題が生じる。神経系が興奮状態のまま立往生することになるのだ。そしてこういった現代のストレス要因に対する自然な反応が繰り返されれば繰り返されるほど、それが体に染みついていく。そこで、それを逆手にとる方法がある。脳の可塑性に関する理論に「ヘッブの法則」と呼ばれるものがある。これは簡単に言うと、「一緒に発火するニューロンには密接な関係がある」

というものだ。あるニューロンが別のニューロンと同時に活性化すると、それらの細胞は一緒に働くことになる。ふたつの細胞のつながりが強まるのだ。ゆえにもし細胞が異なる発火をするように仕向けることができれば、可塑性を持つ脳は、ニューロンが使う経路を変えることができる。ヘッブの法則から、私たちは毎日ニューロンにともに発火する方法を教えているのだということがわかる。

深呼吸、マインドフルネス、ヨガ、エクササイズなど、神経系を落ち着かせる方法は数多くあるし、これらはすべてお勧めだ。そして食べものを調理することも食べることも、あらゆる方向から私たちの神経系を落ち着かせる助けになりうる。

感情と空腹

感情は厄介なものだが、確かな人生を送るための貴重なツールだ。感情は強大な力であり、人としての強さがそこに表れる。感情によって得られた大量の情報を体が処理し、そのうえであなたがどう感じるかを教えてくれる。外界と内界の両方が脳に影響を及ぼし、脳が感情を作り上げ、感情が体に影響を及ぼす。食べものはこのプロセス全体の燃料となる。これはひとつのサイクルであって、食べものの選択によってよくも悪くもなる。

ストレスはできごとや感情、あるいはその両方に圧倒されることで生じる。私たちは反応するできごとを、問題ではないのに問題だと認識する場合がある。誰もが経験することだが、小声でささやき始めた集団のそばを通るとき、自分のことを言われているのではないかと心配になったりする。話の内容がわからなくても、そう感じるのだ。これもストレスの要因になりうる。私たちはみな、ストレスからくる緊張感や締めつけられるような感覚を解消したいと思っている。

感情の状態によって体が特定の栄養素を必要とするという学説がある。たとえば、ストレスを感じているときにはマグネシウムを摂るといいし、悲しいときには亜鉛を摂るといい、といったものだ。これについてはあとで詳述する。しかし、ひどくネガティブな感情を抱いているときにこういった食べものを摂取しろと言われても難しいかもしれない。研究によれば、ネガティブな感情を強く抱いていても、ネガティブな感情が一過性のものだと考える場合には、健康によい食品を選択する傾向があるという。また、ネガティブな感情から抜け出す能力は、ある種の食べものを選択することで高まるというエビデンスもある。さらに、食べものと感情のサイクルは悪循環にも好循環にもなりうるが、サイクルであることに変わりはない。

睡眠について考えてみよう。十分に休息できているときには、疲れ切っているときより気分がよい場合が多い。では運転中に別の車に割り込まれたときのことを想像してみよう。どのくらい腹を立てるだろうか。もし十分に睡眠が取れていて気分がよければ、あまり腹を立てたり被害者意識を抱いたりしないし、自分の利益にならない怒り方をすることもあまりない。だがもし睡眠不足であれば、長引く怒りや強い怒りを抱き、利益にならない行動につながることもありうる。

過去の経験は、トラウマも含め、外界から受け取った知覚情報をどう解釈するかに大きく影響する。過去の経験は変えることができない。しかしある感情を抱いた瞬間に、何年も前の経験からこういった感情を抱くにすぎず、現在の状況への対処とは無関係だと考えることはできる。

しかし不快な感情であっても、締め出せばいいというものでもない。研究によれば、感情表出が低下すると、ポジティブな感情も低下したり、心理的適応に乏しくなったりするという。感情を抑圧していると心拍数も上がる。感情が麻痺していると、自分という人間をもっと理解しよう、よりよい人生を作り上げよう、と考えても、適応できない。束の間を生き延びるために、長期的な進歩と健康を犠牲にすることになる。とくに非常にドラマチックな辺縁系を持っている人は、最初のうちはよくても、最終的に悪い結果につながる。

具体的な感情について、そしてその感情を自覚せずにいるとメンタルヘルスをどのように損なってしまうかについては、第5章で見ていく。また本書全体を通して、食べものの選択が感情にどう影響を与え、その感情に基づいた行動にどう影響するかを見ていく。

他にも食と感情の関係で科学的に裏づけられたものはある。たとえば、空腹で腹が立つ状態、「ハングリー（hangry）」は現実に存在する。これは「空腹な《ハングリー》（hungry）」と「立腹した《アングリー》（angry）」を合成した言葉で、２０１８年にオックスフォード英語辞典に加わった。最近、研究者は脳の視床下部（古代からある、空腹と感情の両方を調整する辺縁系の領域）におけるニューロンの活動を確認した。十分な食物を取れていないマウスは、このＡｇＲＰニューロンと呼ばれる脳細胞が活性化するという。このニューロンは空腹信号と同時に、ネガティブな感覚も信号として送る。朝食抜きで会議に出て、同僚にキレてしまったことはないだろうか。あるいは昼食と夕食の間隔が空きすぎて、夕方近くに耐えられなくなってエネルギー補充食品を食べてしまったことは？　マウスの場合、ハングリーニューロンの活動を調節すると、食行動を含めた行動を変えることができる。齧歯動物の脳の活動を見ると、活性化したハングリーニューロンがふたつの影響を及ぼしているのがわかる。不機嫌になること、そしてニューロンが活性化しなくなるまでがつがつと食べることだ。食べると不機嫌さは消える。慢性のストレスはハングリーニューロンに変化を引き起こすが、それは驚くにあたらない。ハングリーニューロンのある視床下部は「血液脳関門」を一部欠いていて、血中の毒素から無防備になっているからだ。それについては、炎症について論じる第4章で詳述する。結果として、ストレスの有害な影響は血液から視床下部に直行することになる。

空腹と怒りが結びつくように体が進化した理由については、次のような説がある。進化の過程で、食べものが乏しくなったとき、食べものを探しに行くためには、空腹に加え、怒りという特別な刺激がどうしても必要だったから、という説だ。進化に欠かせない食の緊急性を警告するには、空腹という感覚だけでは不十分だったのだろう。今日、私たちは空腹とともに生じる不快感を空腹の一部としてとらえている。だがAgRPニューロンの研究者たちは、それが同時に起こるせいで同じものだと誤解していると考えている。摂食行為は命にかかわるので、怒りと空腹という二重のモチベーションを体が発展させ、こういった「ハングリー」ニューロンが進化した可能性があると研究者たちは考えている。

食べものがどこにでもあって、口当たりのよい高糖分・高脂肪分の食べものが非常に手に入りやすく安価な選択肢になりうる現代社会では、ハングリーニューロンは生き延びるためにさほど重要ではない。むしろ過食につながるかもしれない。ハングリーニューロンはいまだに存在しているものの、進化の道筋と私たちの現在の生活との間に潜在するミスマッチだ。他者に比べて空腹を感じやすい人は、生き延びるための強力なAgRPニューロンを祖先が持っていたのかもしれない（そう思うと、「空腹の怒り」に対する尊敬の念が少々湧いてくる）。

フィラデルフィアのモネル化学感覚研究所では、アンバー・アルハデフ博士の研究室がハングリーニューロン、摂食行動、そして腸と脳のコミュニケーションが食べるものにどう影響するかを研究している。被験者の食事中にハングリーニューロンがリアルタイムでどう反応するかを調べるには侵襲的な〔生体を傷つけること〕技術が必要なので、こういった特定のニューロンの活動に関する研究は、すべて今までのところ動物実験で測定されてきた。アルハデフの研究によると、胃に食べものが入るとほぼ瞬時に、もう怒る必要はない、と胃が脳に伝える。食べものが摂取されると、ニューロンはすぐに落ち着きを取り戻し、同時に空腹感とネガティブな信号を送るのをやめる。食べものがハングリーニューロンをなだめると同時に、空腹感と怒りは消え失せる。しかしハングリーニューロンが慢性で予測不能なストレスにさらされると、絶望につながり、活動を楽しめなくなる。そしてこういったストレスのせいで、脳は食べものをさらにいっそう魅力的なものと感じるようになる。

これは当たり前のことのように聞こえるかもしれない。しかし、進化という点から考えると、空腹はネガティブな感情と密接に結びつく必要はなかった。「さあ、食べものを探せ」と命じてくれる空腹信号があればよかったのだが、代わりに空腹感と一緒に二重に強い動機を与えるネガティブな感覚を抱くように進化したのだ。

アルハデフは研究結果からこう述べている。「私たちはAgRPニューロンの活動を長期間、持続的に低下させるには、腸からの発信が本当に必要だということを発見しました。これが重要なのは、ダイエットコーラを飲んで口のなかで味わったら、一時的にニューロンが抑制されるかもしれませんが、その活動がすぐに再開されることを意味するからです。空腹のレベルもすぐに元に戻る。つまり、腸から信号が発信されなければ、ハングリーニューロンの働きは止まらないのです」。AgRPニューロンが鬱に関与しているというごく最近のエビデンスもあるが、その仕組みについてはまだよくわかっていない。

空腹感、感情、行動はすべて同じ、高度に特化した脳細胞においてかかわり合っている。そしてそういった脳細胞は消化器官と直結しており、何をどのように食べるかによって直接の影響を受ける。

栄養精神医学

「当時、私は少しおかしいんじゃないかと思われていました」。オーストラリアのマインド＝ボディ研究所所長、フェリス・ジャッカはこう語る。食べものとメンタルヘルスに関する２００９年の博士論文を話題にしていたときのことだ。ジャッカは、鬱や不安症の発症やリスクに食事が関係しているというエビデンスをいくつか目にしていた。ヒッベルンのオメガ3に関する研究もそのひとつだ。マウスの海馬のニューロン新生が食事によって促されるという研究もあった。また、刑務所で食事を改善しメニューを多様化した結果、暴力事件が著しく減少したという研究もあった。「犯罪と栄養」というのがその表題だ。

ジャッカの論文は西洋型の食事、つまり高糖分で不健康な脂肪が多く栄養価の低い超加工食品の摂取と、女性の鬱病や不安症を関連づけたものだった。彼女はほんの博士候補にすぎなかったが、彼女の論文は２０１０年にアメリカン・ジャーナル・オブ・サイカイアトリー誌の目玉論文となった。

同じ頃地球の裏側では、ストレスを研究する神経生物学者のジョン・クライアンが、ある発見をしていた。神経生物学者はふつう脳に注目するが、彼の仲間のアイルランドの研究者たちは、脳は必ずしも体のストレス反応を調節する出発点ではない、と報告していた。彼が２００９年に指揮した研究では、予想通り、幼少期にストレスを受けトラウマを負った動物はのちに精神障害を発症しやすくなるという結果が示された。驚くべきは、これらのトラウマを負ったマウスが、過敏性腸症候群といった腸の不調を、精神疾患とともに発症していたことだ。

そこでクライアンが腸内微生物叢、つまり腸の消化を助ける何兆もの微生物（顕微鏡でしか見えない小さな生命体）を検査したところ、トラウマを負った動物は腸内微生物叢の構成が異なることがわかった。食べものは腸内微生物叢に大きな影響を及ぼす。つまり、体内に生息する細菌が役立つものなのか、それとも有害なものなのかを決めるのも食べものだといえる。腸内微生物叢に影響を与える多くの要因については第3章で掘り下げていくが、クライアンはこう考えた。もし体内の微生物が消化を助けるなら、そしてもしストレスが微生物叢に影響を与えるなら、感情の状態しだいで、体による食べものの処理や、食べものが感情に与える影響が変わる可能性がある、と。

クライアンは次に、腸がストレスに効果的に対処できるかどうかに目を向けた。彼はのちに、動物の消化器官に有益なバクテリアを移植するという実験を行っている。その結果、被験動物のストレス反応は、抗鬱剤のレクサプロを投与したのと同じくらい抑制されたという。

同じ頃、地球をぐるりと回った日本では、体内に細菌がいないよう特別に育てられた、よって腸内微生物叢も持たない「無菌」動物を使った研究が行われ、無菌動物はストレス反応が高く、さらに体内の微生物とストレスの調節には関係があるという結果が報告されている。そして体内の微生物が、今度は私たちが取る食べものの影響を受けるのだ。

2013年、マウスにジャンクフードを与えると海馬がダメージを受け、海馬（辺縁系で扁桃体と影響し合う）に関係する認知機能が4日後には低下したという研究報告がなされた。それを受け、クライアンたちはより詳細な動物実験に加え、人間への影響も調査できる研究計画を考案した。クライアンは健康な人間のボランティアを集め、人前で話をする、難しい計算をする、といったストレスの多い仕事をやらせた。そのうち、ヨーグルトに見られるビフィドバクテリウム・ロングム（学名 *Bifidobacterium longum*）を食べた人は、食べなかった人に比べ、ストレスのかかる仕事をやらされてもあまりストレスを受けないことがわかった。ジャッカのグループは、西洋型の食事と海馬の縮小の関連性についての研究を発表した。

2017年には、ジャッカは人間のメンタルヘルスに対する食事の影響を測定するために、初めて人間を使った研究結果を、査読つき論文として発表した。SMILES試験と呼ばれるこの試験は、食事の介入だけで気分が影響を受けることを示す精神医学の疫学研究だった。SMILES試験は、臨床鬱病患者の食事を変えたらメンタルヘルスに影響はあるのか、を問う初のランダム化比較試験（研究の対象者をふたつ以上のグループに無作為（ランダム）に分け、治療法などの効果を検証する試験方法）となった。では、答えは？　イエスだ。

いくつかの研究と比べてサンプルの規模が小さく期間も短いのは、食事の研究特有の難しさがあるせいだ。参加者の一挙一動を観察したり、被験者の頭にカメラをつけて食べものや行動を毎日すべて記録したりしない限り、食事の内容は記憶や記録に頼らざるをえない。ジャッカはもっと長期間、もっと集中して研究を行いたかったが、人間が対象の栄養疫学研究は費用がかかるし、もっとも予測不能な人間という被験者を必要とするため、長期の研究よりも短期の研究のほうが信頼性が高くなる。SMILES試験の重要性は、これが食べものと気分の関係についてもっとも引用されている研究のひとつであり続けていることからもわかる。

ジャッカの研究についてもう少し詳しく説明しよう。鬱病の症状を示す67人の被験者をふたつのグループに分けた。ひとつはカウンセラーによるサポートを受けるグループ。もうひとつは栄養士のサポートを受けて地中海食に転換するグループだ（もちろん理想的にはその両方を実践するのが好ましいが、この研究ではそれぞれの効果を測定した）。

地中海食は豊かな文化に支えられた伝統食で、地中海地域、つまりイタリア、スペイン、ギリシャ、トルコに住む人々の食習慣が基盤になっている。食事の試験における地中海食とは、特定の食品を取ることを指す。全粒穀類、魚介類、ナッツ、豆類、果物、野菜だ。

地中海食グループの参加者の3分の1は、鬱症状の改善が見られた。そして被験者が地中海食を忠実に実行するほど、症状がより緩和された。さらに、この療法を誰もが利用できるために重要なことだが、食事指導を受けた被験者が取った食事は、研究前に彼らが食べていた食事よりも20パーセント安価だった。

この研究は、ふたつの大きな健康問題、つまり貧弱な食事とメンタルヘルスという問題に、低コストでの予防と治療が現実的に可能だということを示した。この研究は世界的な関心を呼び、以来関連する研究が激増した。その後、SMILES試験はより大きな、より具体的な研究が生まれるきっかけとなり、気分は食べものの影響を受けるという結論の裏づけとなっている。

2020年、クライアンのグループは、慢性的ストレスを抱える典型的なグループ、つまり大学生を対象とした研究論文を発表した。研究者が試験期間中の学生の精神的・生物学的変化を調べたところ、ビフィドバクテリウム・ロングムを食べた学生は睡眠障害に陥る率が低いことがわかった。バクテリアが何をしているのか、厳密にどのように行っているのかはわからないが、それは現実に起こっているのだ。

確かに、とくにジョン・クライアン自身が属する学会においては、懐疑的な意見もある。それに対し、「神経科学者は首から上しか見ない傾向があります」と彼は言う。「因果関係のメカニズムがわかっていないもの（食事は一番の標的だ）はすべて補完代替医療の領域に追いやるべきだと考えているのです」。言い換えれば、害にはならないだろうが、最初に目をやるものではない、というのだ。感情のように複雑なものや、食べもののように広範囲に影響を及ぼすものについては、因果関係を解明するのが困難なのだ。

しかし誰にでも感情があり、誰もが食事を取るので、情報を実行に移すことはできる。「誰にでも当てはまる原則があります」とジャッカは言う。「個々の指標をもとに微調整する必要があるかもしれない」が、ほとんどの人にとって正しい食餌療法があることは十分に証明されている。

それについてはあとの章で掘り下げていこう。

さて、私たちには食物が首から上はもちろん、体のあらゆる場所に影響を及ぼすという確かな証拠がある。幸いなことに、メンタルヘルスを改善する食事は食べるパターンに関係するという科学的エビデンスは十分にある。精神的に健康な食のパターンに従っていれば、たまにそのパターンからはずれても体が対応できるようになるという研究結果も出ている。

要するに、私たちは最大の好物である食べものを、最大の強みに変えることができるのだ。それも非常に楽しい方法で。感情の健康に必要な栄養素を摂取していても、楽しみがあまりに少ないために精神的安定が台無しになるのでは意味がないからだ。

第2章　快楽を求める食事

「楽しく学んだことはけっして忘れない」
チャールズ・アルフレッド・メルシエ

あなたは健康のために食べることもできるし、食べものから快楽を得ることもできる。どちらか一方ということはない。

快楽は精神的安定の大きな部分を占めるが、健康的な食事を考える際には軽視されがちだ。快楽は肉体の一部であるとともに、のちに論じるビタミンやポリフェノールと同じくらい必要だ。快楽的な食べものを避けろと言うのは、性教育で禁欲だけを教えるようなものだ。効果的ではないし、厳格に従えば人間性を破壊するような副作用が生じる。快楽は食の大きな要素だ。では、健康をサポートする賢い楽しみ方をするにはどうすればよいのだろう。

快楽は、闘って退けるものではない。快楽が生物学的にはどういったものなのかを受け入れることで、脳のモチベーションをより理解し、長期的に最良の選択をできるようになるだろう。このことは、いくら言っても言い足りない（科学も裏づけている）。食を楽しむことはじつに重要なのだ。

食べものにまつわる刺激（食材の選択、調理、食事）を受けると、五感は脳に信号を送り、脳は他の情報と同様に、刺激について私たちがどう感じるかを決定する。食べものと料理にかかわるあらゆること、つまり自宅で調理している食べもののにおいを嗅ぐ、手を使って調理する、味にまつわる感覚を思い出す、人々と歓談する、といったことは、気分を高め、感情の処理を助けるよい機会となる。食べものを扱うとは、感覚に働きかけることなのだ。

数十人の研究者と感情的摂食の科学について話した際、論点となったのは、人間はどうしたら生物として引き寄せられてしまう目先の強力な快楽と、長期的な健康という目標とを両立できるのか、ということだった。健康に悪い超加工食品から強い快楽を得ることはいくらでもできるし、だからこそまた買いたくなる。だが私たちの仕事は、五感を駆使し、五感に働きかけて、ホールフードを脳にとって喜ばしいものにすることだ。いくつかの研究がその可能性を示している。

○食前の祈りや楽しめる方法で食事を用意するといった食事の儀式を5日間にわたり行った人は、より健康的な食べものを選び、カロリー摂取量を減らした。また、被験者が自ら儀式を行ったときには、他の人が行うのを見ているときよりも楽しさが増した。

○自分で食事を用意する（料理する）と、健康的な食品を楽しむ度合いが増えるという結果が出た。
○2020年の世界の77本の研究論文をメタ分析したところ、ガーデニングをしたり食べものを育てたりすると、不安や鬱の症状が軽減し、睡眠や認知機能が向上することがわかった。ガーデニングは野菜全般の消費増加にもつながっている。

脳はどのように快楽を経験するか

食べものと快楽に関する研究論文を何十本も読んだのち、私は実際どうしたら感情を健康にする食のパターンを長期的に確立できるのか、知りたくなった。そこで、前書きに記したように、機能的MRI装置のなかでワインを飲むことにしたのだ。

エリック・スタイス博士はスタンフォード大学の心理学者で、脳、とくに脳の快楽中枢が食べものにどのように反応するかを研究している。スタイス博士によると、食のパターン、つまり日頃食べているものは、さまざまな食物から得られる快感を増大させることができるという。

博士は機能的MRIのなかで人々にミルクシェイクを飲ませて、この甘い飲み物が脳の活動にどのような影響を与えるかを調べている。そこでもちろん私は飛行機で大陸を横断して、彼を訪ねた。機能的MRIのおかげで、研究者は被験者が何かをしている際、脳の活動がどう変化するかを見ることができる。たとえば、その作業によって脳のどの部分に血液がたくさん流れ込むかを調べるのである。脳が機能しているときにはＭＲＩの画像上で脳の特定の部分が光るので、その様子を調べることで、脳細胞が私たちの感情体験をどのように作り上げているかがわかる。もし何か快感を覚えるようなことをしているなら快楽中枢が光るし、悲しい経験をしているなら悲しみの中枢が光る。

もちろん私は自分の脳がミルクシェイクにどう反応するかに興味があった。だがそれと比較してワイン（かなりちょくちょく飲んでいる）に脳がどう反応するかも知りたかった。さらにミルクシェイクやワインに対する反応を、何か普段あまり飲まないものと比べたらどうなるだろうか、とも考えた。そこで私はカベルネをひと瓶とケールジュース４５０グラムを持参して博士を訪問し、機能的ＭＲＩに入れてくれるよう頼んだのである。

機能的ＭＲＩは20年にわたり多くの脳研究を支えてきたが、その技術にも限界がある。具体的には、被験者は測定中じっと横たわっていなければならず、動いてしまうと結果を読み取ることができない。また、機械のノイズがとても大きいので、耳栓を渡される。それで私は1時間以上狭い筒型装置のなかでじっとあおむけになったまま、特別に用意した機能的ＭＲＩ用ストロー（マウスピースに装着されている）でミルクシェイク、ワイン、ケールジュースを舌の上に滴らせた。ストローは機械の外側の液体タンクにつながっていて、「飲む量」は私を観察する研究者によって調節されていた。同時に研究者は飲んでいるものの画像を私の目の前に映し出し、さまざまな液体を予想させることによって私の脳がどのように活性化するかを調べた。

ミルクシェイクの画像は、背の高い昔懐かしいグラスに入ったもので、たっぷりのホイップクリームにサクランボがあしらわれていた。チョコレート味でとても冷たそうで、それを見てミルクシェイクを飲むところを想像するよう指示され、私はその通りにした。ストローですすり、凍ったクリームが舌に当たって溶けていく様子を思い描きながら。ワインのときも同じで、芳香に渋みがある。ケールジュースは冷たくてはっきりした苦みがある。どれも期待通りの味がした。しかしスキャンした結果、私の脳はワインとミルクシェイクをより楽しみにしていながらも、私の期待にそう簡単には反応してくれないことがわかった。本当に飲みたかったのに、実際に飲むと、私の脳は、ああまたワインかよ、と期待が高かったのにあまり快感を覚えていないことを示す反応をしていたのだ。私は、お金がたくさんあるからといって金持ちは幸せにはなれない、という研究結果を思い出した。これまでに何度もすばらしい食べもの、アイスクリームやワインを楽しんできた。しかし以前に受け、記憶していたとてつもない快楽の爆弾を期待しても、それに見合う結果は得られない。脳がこういった食べものに慣れてしまったからだ。こういった食べものを頻繁に食べると、スタイスが言うところの「食品への耐性」ができてしまうのだ。

「脳には報酬系回路があります。食べもの、アルコール、ドラッグによって活性化するのも同じ回路です」と博士は言う。「いい気分にさせてくれるものはどれも、それに伴う合図を体が記憶するようになるのです。不安だったり鬱だったりするときにたくさん食べると、そういった感情がもっと食べろという合図になることがわかっています」

彼はまた、超加工食品が脳の働きを変えてしまうことも発見している。新たなニューロンを作り上げたり新たな神経の接続を形成したりして利益をもたらす神経可塑性が、脳を通して嗜好を変えることによって人間に不利益をもたらすことにもなるのだ。

超加工食品は脳の快楽中枢を素早く、強く刺激する傾向がある。これは多くの超加工食品が自然界には存在しないものを脳に与えるからだ。脂肪分も糖分も高く（甘く感じないのに実は多くの糖を含む食品すらある）、しかも入手して食べるのが非常に簡単だ。持ち運びも常温保存も可能なので、どこでも食べることができる。超加工食品（こういった食品は50年以上食料品店を席巻してきた）は、脳の働きを変え、脳が快楽を見出す対象に影響を与える恐れがある。

ある研究で、スタイスは100人のボランティアを調査した。うち半数はアイスクリームを定期的に食べるグループ、残り半数はアイスクリームをめったに食べないかまったく食べないグループである。このほとんど食べないグループの人々はシェイクを食べると脳の報酬中枢が活性化した。脳の活動に大きな快感が見られたのだ。めったにアイスクリームを食べないということは、彼らがアイスクリームを食べた際に強い快感が得られることを意味した。たまにアイスクリームを食べると、そこから得られる快感が大きくなるのだ。

定期的にアイスクリームを食べる人たちの場合、アイスクリームへの期待は大きいが（ワインに対する私の脳スキャンと同様）、実際に食べると反応は鈍くなっている。それでも、快い期待感が最初に刺激を与えるため、脳は速くて簡単で脂肪分と糖分の高いカロリーの固まりを繰り返し切望するようになる。こういった食品は、炎症（炎症と気分については後述する）を増大させ、腸内細菌を飢えさせ、精神的安定に必要な栄養素を奪うことによって、気分を大きく損なう可能性がある。長期にわたり超加工食品を大量に食べ続けて、最初に味わったような快感を再び得られるかどうかはわからないが、その間に感情の健康が損なわれるのは確かだ。

スタイスの研究は、他の食品研究と結びつけるととくに興味深い。たとえば、2015年のある研究は、軽い鬱症状のある人は脂肪分の多い食品を無意識に食べがちだと報告している。そうすると、私たちは自分の感情をサポートしてくれない食べものと悲しみとを関連づけるよう、自分に教え込むことになる。悲しい瞬間にそういった食べものが強い快楽を与えてくれるからだ。ただし、神経可塑性のおかげで、教え込んだ内容を解除することもできる。

ソースがあふれ出るジューシーなチーズ入りハンバーガーや、キャラメルをトッピングしたりホイップクリームを山盛りにしたりしたアイスクリームの写真を見れば、それが「フードポルノ」と呼ばれるのもよくわかる。脳は大きな快感を生み出す食べものの手がかりを見ただけで、ドーパミンを放出させる。ドーパミンは報酬として経験されるので、大量に超加工食品を食べる人はドーパミンを再度放出させるために超加工食品をより意識するようになる。もし私がファストフードのポテトをたくさん食べていて、食べていない人とふたりでファストフード店のそばを車で通ったら、その店の存在には私のほうが気づきやすい。そして気づけば、実際にそれを食べることへの第一歩になりうる。つまり超加工食品を食べれば食べるほど、たとえ意識的に探していなくても（食事をしたばかりでまったくお腹が空いていなくても）その存在に気づきやすくなるのだ。

ドーナツを食べれば食べるほど、ドーナツの手がかりに気づくようになるが、実際にドーナツを食べて脳が得られる快感は減少する。ドーナツが入った白い紙袋、あるいはドーナツ店やドーナツに関係するものを見れば、ドーナツを連想するだろう。しかしいざドーナツを食べに行っても、脳が覚えているほどの快感は得られない。そこで快感を求めてますますドーナツを食べる。食の快感に郷愁を覚えるようなものだ。

スタイスと他の研究者たちは、どうすれば超加工食品の手がかりに注意が向くのを減らし、健康をサポートしてくれる食べものと快感の結びつきを強化できるかを研究している。彼らは過食の引き金になる食べものへの注意を喚起するコンピュータープログラムやアプリで、ある程度成功を収めている。たとえば、大好きな超加工食品の画像を見ると、その食べものに潜在するネガティブな影響、たとえば脂肪肝の画像なども表示するというアプリだ。逆に、健康によい食べものの場合はレタスを持って笑っている人など、ポジティブな画像が表示される。被験者がアプリを使用すると、よりよい食品を選択するようになったという研究結果が報告されている。

スタイスの目標は、高脂肪・高糖分の報酬爆弾ではない食品、つまり私たちが必ずしも快感と結びつけていない食品からより多くの快感を得るのを助けることだ。おいしいと感じるかどうかは脳しだいなので、複雑だ。

「快感の神経基盤に働きかけるという性質上、複雑になるのは当然なのです」とミシガン大学の研究者ケント・ベリッジは言う。「快感そのものがなかなかとらえにくい概念ですからね。快感を与えうるものは人によってさまざまだし、快感の量や強さもさまざまです。科学者は変化を制御できるもの、具体的な何かを考え出せるものが好きなのにね」

難しい領域だが、研究のプロトコルは工夫されてきている。ある研究では、研究者がアイスホッケーの試合後、ファンに飲みものを配った。みな同じ飲みものを受け取ったのだが、勝ったチームのファンは甘いと評価し、負けたチームのファンは苦いと評価する傾向があった。また、被験者の鬱のレベルが味の評価に影響を及ぼし、鬱病の人は糖分をより好み、症状があるときには甘みと苦みをより強く感じるという報告もある。さらに、鬱病の人は幸せな映画や悲しい映画の一場面を観ると、食べもののなかの脂肪分を識別する能力が感情によって鈍化した。論文の執筆者は、鬱病患者の場合、感情が「無意識のうちに脂肪分の多いものを食べることを助長している可能性がある」と結論づけている。

さらに問題を複雑にしているのは、味覚が日によって大きく異なることだ。「健康な状態にある人間の味覚は可塑的だ」とある論文には述べられている。そのなかで研究者は、セロトニンとノルアドレナリンのレベルを変えると、食べものをとりわけ甘く感じたり苦く感じたりすることがわかったとしている。論文は「一般的な不安のレベルは味覚の認知に直接関係している」とも述べている。

感情的摂食は性格に欠点があるからではなく、誰もが持っている人間性の一部だ。たとえあなたが車のなかでプリングルズを食べていて、こぶしが筒にはまり込んでしまって、チップスから手を離せば抜けるのにチップスを手放そうとしないとしても、だ。ときには筒のなかの最後のチップスを食べるのがこのうえない快楽になることもある。皿を舐めたり、硬くて冷たい磁器についたねばねばしたものの名残を舌ですくい取ったり、カラメル状になった砂糖のおいしい最後の細い筋をつまんだりするようなものだ。

カクテルパーティーで、医師がこのほくろはそのままにしておいて大丈夫かと聞かれるのと同じように、フードライターは人生で最高の食事は何だったかと尋ねられる。これはよくある質問で、私が聞かれた際には、グレートスモーキー山脈を見渡せる空が真っ青な日に、ロッキングチェアに座って友人たちと取った食事が最高だったと答えた。バーベキューを食べ、絞りたてのアップルサイダーを飲む傍らで、ブルーグラスのバンドがジョニー・キャッシュの「リング・オブ・ファイア」を奏でていた。うっとりした。また、ヴァーモントのシュガーリング・オフ・ディナーを思い出すこともある。メープルシロップの収穫と春の訪れを祝う宴会だ。急ごしらえのキッチンになったシュガーシャック（製糖所。ここでサトウカエデの樹液を煮てシロップにする）で、シェフがシロップの香りと風味を利かせた料理を作っている間、空腹の客たちはふかふかの毛布にくるまっていた。メープルシロップをかけたサーモンを思い出すと、今でもたまらない気分になる。

今度は私が質問者に対し、今まで食べたなかで一番のお気に入りの食事は何かと尋ね返す。もちろん、私と同じく、食べたものの描写は必ず含まれる。しかし彼らの答えにはつねにその場の雰囲気も含まれる。どんな場所だったのか、誰と一緒だったのか、ときにはそのとき流れていた音楽も。快楽は食べものを頬張り、嚙み、飲み込むという行為だけでなく、それに付随するものからも生まれるのだ。

食べものと快楽の研究にどっぷりつかっていたとき、私はその源ともいうべきひとりの女性を訪ねた。「コンフォートフード」〔口にするとほっとする食べ物、の意〕という言葉を初めて発表したとオックスフォード英語辞典に掲載されている、フィリス・リッチマンだ。リッチマンは何十年もの間、ワシントン・ポスト紙でレストランの批評に携わり、ニューズウィーク誌に「ワシントンでもっとも恐れられている女性」と呼ばれた人物だ。2015年、スミソニアン博物館でアメリカの料理評論の歴史に関するイベントが行われた際、私は彼女にインタビューした。彼女は1970年代に評論家として活動を開始したが、評価対象のレストランではつねに変装し偽名を使っていた。リッチマンがあるときフォーマルなレストランに行ったところ、入店していただくことはできない、女性のパンツ着用は当店では禁止だから、と言われたという。それで彼女はパンツを脱ぎ捨てた。たまたま長いチュニックシャツを着ていたので、そのままトイレに行って、パンツを脱ぎ、それをバッグにしまい、ランチに行ったという。この話は、フィリス・リッチマンがどんな人物かをよく表している。

とにかく、非常に愛されている言葉を最初に使った人物として辞書に紹介されている件について尋ねると、彼女はこう言った。「とてもわくわくしたわ。信じられなかったけど、よかったと思います」。彼女はコンフォートフードについてもいくつか興味深い見解を述べてくれた。「コンフォートフードはどこの地域でも料理の基盤となるものです」と彼女は言う。そして世界のどんな片隅にもコンフォートフードは存在するのだから、それはとてもすばらしいことなのだと。「ある地域ではコンフォートフードにコショウは使わない。でも他の地域、たとえばカリブ地方や中国の山岳地帯ではコショウをしっかり使います」

言い換えれば、コンフォートフードはある意味、文化なのだ。私はかつてイタリアで、さまざまな国の軍隊が兵士に提供するＭＲＥｓ（携行食）が数十年でどう進化したか、という展示会に行ったことがある。これはコンフォートフードがいかに文化と時代に特有なものかを反映していた。現在のアメリカの携行食はビーフシチューやピーナツバター、パンに塗るジェリーといったものだ。フランスはカスレ（豆と肉のたっぷり入った鍋料理）とパテを少し。イタリアの兵士はオイル漬けのツナと豆入りパスタだ。

味わいも快感も脳内で起こるので、食卓に運ぶあらゆる経験や期待（コンフォートフードにおける自国の食事の味も含まれる）が、食をどのように楽しむかに影響を与える。レシピを探すのであれ、市場に行くのであれ、食材を刻むのであれ、フライパンのジュージューいう音を聞くのであれ、できあがった料理が皿に盛りつけられるのを見るのであれ、食にかかわった瞬間から、脳はこういったすべての経験を食卓に運ぶ。このように、食品の購入と調理は、食材の単独の品質だけでなく、自分の手で選んだ食材だから品質がよいという認識を持つからこそ、よりおいしい料理につながるのだ。

「そんな仕事に就けたらラッキー」というレッテルを貼られるのは快楽の研究者だ。オックスフォード大学の神経科学者モルテン・クリンゲルバッハは、「快楽研究者」ならきっとこんな感じだろう、と想像されるような人物ではない。きちんとしたイメージのデンマーク生まれの科学者で、どちらかというと親切な書店員のような風貌だ。しかし彼の研究センターは快楽研究グループと呼ばれている。あなたの好きなジェーン・オースティンの小説の再読を勧めるような口調で、彼は機能的MRIで見ることができるオーガズムのような快感が、脳のメカニズムによってどのように引き起こされるかをわかりやすく話してくれる。オックスフォードに赴任したことについては、「イギリスでは、セックスに関係することはどんな研究でも難しい。私たちは目を閉じてイギリス的であることを求められます。しかしオランダ人の共同研究者がいれば、オーガズムを感じるときに何が起こっているかを脳スキャナーでいきなり観察し始められるのです」と述べている。

もしかしたら、「オーガズムの研究課題」こそ本当に「仕事にできたらラッキー」なのかもしれない。

クリンゲルバッハと私は、暑いところから雪のなかに出てまた暑いところに戻るという北欧のサウナの触覚的な快感について語り合った。北欧諸国にはこの手の快感を表す特別な言葉がある。オランダ語で新鮮な空気を吸うことを意味する「アウトワイエン」、ノルウェー語で天候に構わずアウトドアライフを楽しむ意味の「フリルフツリフ」だ。私はディプロマティック・サウナソサエティの会員であることを明かした。これは政府や政治、メディア関係者がワシントンＤＣのフィンランド大使館の地階にある巨大サウナに入って、それから寒いなかを走り回る、というものだ。もっとも、アメリカで仕事が絡む状況では私たちは裸にはならない。「まあ、裸にならないと意味がないんですがね」とクリンゲルバッハは断言する。

脳には快楽と報酬の回路があることを思い出してほしい。彼はスタイスやベリッジと同様に、脳の快楽の部屋で起こっていることについて研究している。体の各部分は快楽を生み出すためにどのように連携しているのか？　食べものから得られる快感は、他の快感と異なるのか？　快感が多すぎる可能性はないだろうか？　「気持ちのいいセックスをしているとき、よい音楽を聴いているとき、あるいはおいしいものを食べているとき、脳ではまったく同じことが起こっています」とクリンゲルバッハは教えてくれた。すばらしい食事から得る快感は、すばらしいセックスと同じ脳のパターンを経ているのだ。

快楽はクリンゲルバッハの情熱だ。彼はさまざまな行動や刺激から得られる快楽の種類を予測すべく、脳のコンピューターモデルを作っている。活動や刺激のタイプにかかわらず、「こういった経験すべての根底にあるのは同じ回路、同じ機械室です。機械室は生まれたときにはもうあります。砂糖水を与えられた新生児は、唇を舐めるようになります。どれくらいの速さで舐めるかは、砂糖水の甘さに比例します」。砂糖が多いほど舐めるのも速くなる。

クリンゲルバッハに快楽を研究課題にした動機を尋ねると、予想に反し哲学的な答えが返ってきた。「私が考えているのは、アリストテレスが快楽を指した言葉、ヘドニアを、人生において重要な意味を持つエウダイモニアの観点からどう考えるか、ということです。エウダイモニアとは、人間が栄えるということです」

快楽が繁栄に及ぼす影響を説明するために、クリンゲルバッハは彼のお気に入りの小説や映画のひとつである『バベットの晩餐会』を例に引く。あらすじはこうだ。1800年代のこと、宗教上の理由で快楽を否定してきた愛すべき人々の小さな共同体がある。過激なカルトではなく、簡素な暮らしをする人たちだ。ある晩、彼らは高価で豪華なフランス料理を晩餐会で食べざるを得なくなる。晩餐会は少なくともそのひと晩の間、彼らを変える。笑い、はしゃぎ、これまで経験したことのないやり方で交流したのだ。快楽は人を変える、とクリンゲルバッハは言う。

食を通じた幸福は、ものを食べることによる感覚と、他の人々との交流の手段として機能することの両方によって生まれる。「食に関して言うなら、もっとも重要な快楽は、一緒に食事する人、そして食べものから生まれる社会的交流です」とクリンゲルバッハは言う。

進化していくかわいそうな脳にいくばくかの同情を寄せてほしい。私たちは砂糖に反応してしまう快楽システムを備えて生まれてきた。それについてはどうしようもない。超加工食品は徐々に快楽システムの反応を変化させ、その結果、食品が快感をもたらす効果を低下させる可能性がある。砂糖を摂取すればするほど、脳は砂糖に慣れてしまい、満足感を得られなくなる。しかし同時に、私たちの脳は甘いものに関する手がかりを見かけると、甘いものが欲しいと思う可能性が高まる。残念なパターンだ。

「食品は私たちの脳を騙すために製造されています」とクリンゲルバッハは言う。「私たちをその食品に夢中にさせるためにはどれほど砂糖を加えたらよいか、そんなことを考えるのに時間を費やしている企業があるのです。料理を作り食べることで周囲の人々と深くて有意義なかかわりを作るのに近道はないように、どんなものを食べればよいか選ぶのには時間がかかります。それをしないでいると、一種の無快感症（喜びを感じられない症状）が表面化し、人々が食に対して抱いている一種の不安のようなものが見えてくるのです」

この現代の現象を科学者が説明するのを聞くとほっとする。アイスクリームの器の底が突然見えて、どうしてそんなに食べてしまったのかまったく覚えていなくても、自分に本質的な問題があるのではないとわかるからだ。クリンゲルバッハによると、快楽に慣れ、快楽を期待するのは、やはり人間の基本的な性《さが》なのだ。

同様に、ベリッジの研究室では、砂糖とコカインを与えられたラットが、通常はその両方を大量に摂取するようになる。ベリッジが言うように、「砂糖も食べるし、コカインも食べる。それでいいじゃないか」といった感じだ。彼らは放っておくとコカインのところにも砂糖のところにも同じように行く。しかしベリッジの研究では、脳を操作することによってコカインよりも砂糖を欲しがったり、砂糖よりコカインを欲しがったりするラットを作ることができる。なかには、脳の快楽のホットスポットが活性化されると、痛みをもたらすものに「抵抗し難い魅力」を感じるラットもいる。

驚くことではないが、インタビューの間に、クリンゲルバッハとベリッジが友人同士で、ハングリーニューロンを研究しているアルハデフとベリッジの論文助言者が同じであることがわかった。

では、食の快感を向上させるためには、この情報をどのように利用したらよいのだろうか。まずは、食べものを手に入れることからだ。

食べものを育てる

食べものの入手にかかわれば幸福になれるかどうかを知りたいなら、あらゆるものを必要最小限まで削減しても、人々と食べものの関係を深めなければならない場所に目を向けよう。宇宙だ。スリリングだが普通の人間との接点がまるでない環境で、宇宙飛行士が人間らしさを維持できる数少ない方法のひとつとして、宇宙機関は食に真剣に取り組んでいる。孤独の悪影響が及ばないように、国際宇宙ステーションでは毎日集団で食事をすることが求められる。NASAの食品実験室は、宇宙飛行士のために文化的背景に配慮した200種類以上の料理を提供している。温かいクッキーやサモサなど、すべて個々の宇宙飛行士の好みや故郷の思い出に合わせたものだ。

そして今、複数の国々が、宇宙でのガーデニング計画を進展させている。実用面を考えれば、地球からすべての食品を約400キロ離れた国際宇宙ステーションまで運ばずに済むのは助かる。種《たね》の重さは成長した植物や果物や野菜よりもずっと軽いからだ。しかし宇宙ガーデニング計画を進める理由のひとつは、数人の仲間と狭い場所に最長1年間閉じこもって過ごすであろう宇宙飛行士に精神的慰めを与えることだ。

この計画は食べものとの関係を深めたいという私たちの強い欲求をよく表している。ここ地球では、食べものを育てることが病気予防に役立つという研究報告がなされている。エコセラピー、園芸セラピー、農業セラピーとも呼ばれるガーデニングは、運動にもなるし、目的意識が芽生え、新鮮な食物を得られ、治療効果もある新たな方法として、最近注目されている。自然参加型のセラピーはストレスを軽減し、血圧を下げ、認知機能を向上させ、協調的な行動を促すという研究結果が出ている。ガーデニングがなぜそういった大きな影響をもたらすかについては諸説ある。ガーデニングはストレスホルモンのコルチゾールを減少させる。土に触れることで土中の微生物が血液に入り、神経系に入り込むというエビデンスもある。

園芸の才を伸ばすより食料品店に行くほうが簡単なので、多くの人々は食べものを育てることで得られるポジティブな影響をあきらめる。鉢植えのハーブを窓台に置くだけでも違うのだが。現代人はしだいに食事作りから遠ざかりつつあるので、食べものとのつながりを切望するあまり極端な行動に出る人もいる。この皮肉な状況は私にも理解できる。200年前、私の祖先は自給自足の農民だった。おかげで私はよりよい生活を送ることができているが、今では自分の子どもを1週間農業キャンプに参加させ、炎天下でレタスの収穫体験をさせるのにお金を払っている。

新鮮な卵を手に入れるためにニワトリを購入することもできるが、ただニワトリに興味があるだけなら、借りることも可能だ。ワシントンDCにはレンタクープというビジネスがあって、ニワトリの貸し出しが盛んに行われている（現在は行っていない）。レンタルして貸し出し期間が終わった時点で購入することもできる。ウィリアムズ・ソノマ社は2000ドルのニワトリ小屋を販売し、百貨店のニーマン・マーカスはかつてヴェルサイユ宮殿を模したニワトリ小屋「ボー・クー」（同梱品は3羽のニワトリと「本の入った書庫」。ニワトリが読み方を知っているのか、教える必要があるのかについては不明）を10万ドルで売り出したことがある。宣伝文句はこうだ。「ずっと農場主になりたかったのでしょう？　今こそ……これ以上ないほど想像力に満ちた方法で夢がかなうのです！」ところで、「ボークー」とはフランス語で「たくさん」という意味だ。なるほど。

農業とつながる必要性について考えるために、1世紀ほど前を振り返ってみよう。冷蔵トラックといった輸送手段が発達して腐敗の心配がなくなるまで、生鮮食品はほとんどが自宅周辺の農場で生産されたものだった。私たちが知っている平均的な食料品店は、現代の奇跡であり、世界のあらゆる場所から取り寄せた生鮮品も、天寿を全うするのに十分な量の常温保存食品も置いてある、通りの先のエデンの園なのだ（もちろん、平均的な食料品店には寿命を縮めるような食品もあるかもしれないが）。

私の祖先のひとりはメイフラワー号で渡ってきた年季奉公人だったが、彼や仲間の移住者（多くは最初の冬に餓死した）が現代の食料品店に足を踏み入れたらどんなだろうかと、私はよく考える。がくりと膝をつくだろうか。泣くだろうか。食料品店のチーズ売り場を見てほしい。高級なチーズでなくとも、乳製品売り場の棚には全面にチーズが並んでいる。食料品店にチェダーチーズはどれだけの種類が置いてあるのだろう。先日ある店で数えてみたら少なくとも28種類あった。いくつか見落としもあったかもしれない。

現在のような食料品店が始まってからほとんどの期間（スーパーマーケットの原点とも言うべきピグリー・ウィグリーができて約100年経つ）、店には窓がなかった。もちろん、正面には大きな窓があるかもしれないが、店内には窓はほとんどない。これは一般的な小売の心理作戦のひとつで、店を現実離れした空間に変えるためだ。客を外界から離れた時間と場所にいざない、より多く買わせることが狙いだ。食料品店の外の世界すら見えないのに、加工食品の健康への影響など見えるはずもない。

企業は現在、農業を中心に据えた住宅開発を進めている。「アグリフッド」と呼ばれるこういったコミュニティは、農場と住宅地を一体化させ、「多目的開発」という言葉に新たな意味を与えている。

ヴァージニア州アッシュバーンにあるアグリフッドでは、保全される農場の周囲に住宅（現在100万ドルから200万ドルで売られている）が開発され、住民は広大な裏庭を利用できるようになっている。ガーデニングをする必要はない。そこから思い出されるのは、息子の夏の農業体験だ。よい体験なのだが、かなり機械化されている。重要なのは共同体が自立するためのインフラを整備するだけではなく、農業にかかわりのない人々に農業を教え、1万年の歴史を持つ農業の要望に配慮できるようにすることだ。農業に従事する友人は、私が農業キャンプの費用が高すぎると愚痴を言ったら、こう請け合ってくれた。「農場を持つよりはずっと安いよ」

宇宙でのガーデニング計画に話を戻そう。宇宙飛行士は忙しい。やらなければならないことが目白押しだ。宇宙探査、毎日2時間の運動（無重力状態で筋肉が衰えないようにするため）、血液サンプルの採取や他の自己実験、何十億ドルもする設備のメンテナンスや修理。宇宙機関は何も適当に楽しめる趣味を探しているわけではない。とくにガーデニングは酸素、日光、水を必要とするのに、そのどれもが豊富に存在しない場所でやるのだからなおさらだ。ガーデニング計画は、ほかにも理由はあるが、精神的に得るものが大きいという理由で選ばれた。地球で暮らす私たちが考える精神的利益は、家庭用鶏舎、アグリフッド、農業キャンプなど、裁量所得の使い道として反映されるものだ。食べものを育てることにかかわれば、食べることがより楽しくなるし、新鮮な食べものはおいしいし、栄養価も高い。

宇宙ではスペースが貴重だ。国際宇宙ステーションでは余分な荷物の持ち込みは許されず、すみずみに至るまで配置が決まっている。宇宙庭園を開発する科学者たちは、育てる植物がかさ高くなく、質量も小さく、エネルギーをほとんど使わないものでなければならないことを承知していた。植物は「ピロー」と呼ばれる、土のような栽培資材（野球場やゴルフ場で見かけられるようなもの）と肥料のペレットを混ぜた小さな袋の上で成長する。ピローは植物の成長に必要な栄養素をゆっくり放出していく。栄養素は最終的に植物を食べる際に、宇宙飛行士の体に取り込まれる。宇宙飛行士は重要な栄養素を、各国の宇宙食研究所で作られた栄養強化食品で摂取できる。20世紀の宇宙食は歯磨き粉のチューブに入った牛肉のようなものだったが、今はずっと進歩している。有名シェフ、アラン・デュカスはフランスの宇宙食計画のコンサルタントを務めている。フランス人宇宙飛行士トマ・ペスケはこう言う。「宇宙でフランス人に飯を食わせるのは相当なプレッシャーだと思うよ」

「宇宙で植物を育てることがなんとなく魅力的なのは、地球の生きたかけらを手にすることができるからでしょう」と、NASAの研究者ジョイア・マッサが教えてくれた。ケネディ宇宙センターのケープ・カナベラルにある研究室を訪ねたところ、彼女は植物栽培用の装置を見せてくれた。この装置は、光など、植物にとって良好な生育状況を再現する必要があった。人工的な光を使う場合、植物の成長に必要な光は赤と青の2色だ。しかし装置内を赤と青の光で照らすと、植物は不自然な薄紫色に見える。地球で育つ緑の植物に比べて育てる快楽をあまり感じられない。紫色の植物はNASAには受け入れられなかった。地球で見られるような植物を見ることで精神的利益を得るというのが、この計画の肝だったからである。薄紫色の植物では植物らしくない。そこでNASAは宇宙飛行士が精神的によい影響を受けられるよう、栽培装置に緑色の光を加えた。実験開始当初、宇宙飛行士は自分たちの育てた植物を食べることを許されていなかった。2010年代半ばに宇宙ステーションで初めて育てられたレタスは、研究と安全性確保のために地球に送り返さなければならなかった。宇宙ではほとんど手を洗うことができない。ましてやレタスはもちろんだ。NASAは大腸菌とサルモネラ菌の検査を望んだ。想像するに、宇宙ステーションで食中毒が発生したら、地球でかかるよりもっとたいへんなことになるだろう。現在では、国際宇宙ステーションの住人は新鮮なレタスで食材を包んだり、宇宙ステーション育ちの青唐辛子をタコスに添えたりして楽しんでいる。

宇宙飛行士は植物と同じ空気を吸っている。彼らは種を蒔き、それから苗を間引きして、他の苗と同じ割合で成長しそうな苗を残す。植物の画像をインスタグラムに投稿する。宇宙では水が散らばらず球状になってしまうので、自動灌水《かんすい》機を導入する技術はあるが、宇宙飛行士はそれでもときどき手で水をやることを好む。これは簡単な作業ではない。無重力なので、まっすぐ立つためには、宇宙飛行士は足をコードの下に突っ込んで体を固定しなければならない（宇宙飛行士は何か月も続けて宇宙にいると、足の裏のタコがなくなって足の甲にタコができるという。重力で地面に引き下ろされるかわりにコードで固定されるからだ）。

こういったガーデニングで得られた利益は地球に還元される。宇宙飛行士は宇宙にいる際、すぐそばに宇宙があるのに、私たちが何かを育てているときと同じように興奮する。宇宙を眺めながらでも、小さな苗を育てる。これは食の力であり、何かを育てることで生まれる力なのだ。

国際宇宙ステーションの宇宙飛行士が宇宙で初めてレタスを栽培したとき、誰もがこれを宇宙初のガーデニングと考えたが、その後、ロシアの宇宙飛行士でカリスマインスタグラマーのオレグ・アルテミエフがそれまで未公開だった発芽したタマネギの画像を投稿した。タマネギをカウンターにしばらく置きっぱなしにすると小さな緑の芽が出ることがある。アルテミエフは当局者に知られることなく、こういったタマネギを持ち込み、緑の芽の部分を刻んで宇宙食の上にふりかけた。オレグのタマネギは、何かを育てることが精神的な力になることを示す好例だ。1年に及ぶ旅のために密かに持ち込めるものはほかにもあっただろう。そのなかで彼が選んだのは発芽しているタマネギだった。オレグは、今はレタスも育てていて、国際色豊かに育てられたサラダができる、と語っている。

何かを育てる際には、ふつう土に触れるが、そのこと自体に利点がある。レオナルド・ダ・ヴィンチはこう書いている。「私たちは足元にある土のことよりも、天体の動きのほうをよく知っている」。500年を経てなお、この言葉は正しい。健康な茶さじ1杯の土には地上の人間の数よりも多くの細菌が生息している。そしてそのなかには私たちの腸内微生物叢に有益なものもある。精神的安定に影響を与える有益な細菌の集団だ。これについては次章で見ていこう。

2004年にテキサス大学で行われた研究によると、43種類の農作物の栄養価が1950年以降減少しているという。原因のひとつに考えられるのが、生物多様性の低下（ひとつの領域で成長する植物の種類が少なくなっている）による健康な土壌の減少だ。同じものを食べていても、祖母の時代と比べると文字通り栄養価が低くなっている。それが太りすぎと栄養失調の両方が存在する理由のひとつだ。栄養レベルが高くなると、食品の官能特性（味、香り、口当たり）も影響を受けるし、人間の五感が食べもの独自の風味をどう感じ取るかも影響を受けることが、研究によりわかっている。ということは、栄養価の低い食べものは快感を与えにくいのかもしれない。

土中の有用な微生物を取り込めることに加え、自分の食べものを育てることに付随する達成感は、鬱病や反社会的行動を防ぐという研究報告もある。プリンストン大学教授サンダー・ヴァン・ダー・リンデンは、グリーン刑務所プログラムを研究しており、ガーデニングが刑務所での服役者の行動改善や刑務所の暴力減少につながることを裏づけている。「ごく控えめに見ても、大きな違いがあります。グリーン刑務所プログラムに何か独自の利点があるのは間違いありません」。ライカーズ島温室およびグリーンチーム計画では、ガーデニング計画に参加した服役者の再逮捕率が大幅に減少したとリンデンは指摘している。ライカーズ島はアメリカでもっとも暴力的な矯正施設のひとつだ。

何かを作るといい気分になるというのは、多くの人が認めるところだろう。自分で育てたものを食べるのは喜びもひとしおだし、何らかの形でかかわり、自分で考えて調達したとき、食の快感は高まるに違いない。窓辺で新鮮なハーブを育てれば心理的欲求が満たされ（幸福を科学的に言うとこうなる）、栄養たっぷりの野菜ももたらされる。必要なのは鉢と窓だ（なくても、いまではLEDライトつきの美しい屋内庭園を販売している会社がいくつかあって、家のどこででも食物を育てられる）。

食べものの栽培にかかわって得られる満足感は、他の方法でも得られる。第6章でいくつかお勧めの方法を紹介しよう。

作る快楽、食べる快楽

脳は知覚情報、つまり嗅ぐ、味わう、見る、聞く、触るといった情報を神経系が処理することで周囲の状況を知る。これまで見てきたように、私たちを私たちたらしめているものの多くを、神経系は管理し、処理し、制御している。つまり意識、嗜好、学習、記憶、自発的行為、無意識の行為、感情、感覚認知といったものだ。

神経系は大昔からあるシステムだ。感情と同じく、においや音といった刺激を電気的・化学的活動に変換し、体と脳ができごと、見えたもの、音を取り込み、嗜好、感覚、行動として出せるようにしている。食材が焼ける音は空気に振動を引き起こす。その音の情報は神経系全体に広がるニューロンによって体中に伝達される。

それぞれの脳が個々の経験に異なる解釈を下す理由はわからないが、ニューロンが電気的・化学的信号を送る方法が関係していると考えられる。脳はものごとの意味を理解したがっているのだ。研究者で教員でもあるブレネ・ブラウンはこう書いている。「私たちは物事に意味を見出す種だ」。ニューロンは自分が運んでいる経験を処理し、説明し、意味を与えたがっている。そして神経系は、過去の経験や、自分では気づいていない感覚的な癖に依存している部分がある。

私たちは食事を栄養、仕事、快楽と考えているが、実際に食べている間は、感覚情報に伴い無意識の活動が起こっている。「私の場合は、青いコーヒーカップのせいでコーヒーがまずいとは感じませんね」とチャールズ・スペンスは言う。コーヒーは白いカップで飲むのが一番だという具体的な研究結果もあるのだが。「私たちはみな、自分の舌で味を感じることができると信じています。研究結果はまったく違うのに」。自分の感覚の偏りを知っていれば、それを利用して短期および長期的な感情の健康をサポートできるのだ。

そして知らないうちに脳が変化する神経可塑性という思いがけない展開もある。もし明日ピアノを習い始めたら、ニューロンは通信方法を変え、ひょっとしたらその構造すら変えて、新たな技術を作り出せるかもしれない。料理にしても同じことだ。しかしこの神経可塑性はどちらにも作用する。特定のニューロンを使わないでいると、そのニューロンは死んでしまうか、あるいはできることの種類が減ってしまうかもしれない。そうすると、これまでつながってきた他のニューロンのほんの一部としかつながらない可能性も生じる。

料理はいつも楽しいとは限らない。つねにリラックスできるわけでもない。創造力がつねに発揮できるわけでもない。しかし研究によれば、努力をすることが大切なのだという。感覚を研ぎ澄ませば研ぎ澄ますほど、料理や食事の支度がもっと楽しくなる。

神経系は感覚に注意を向けることで落ち着かせられる。この方法は「マインドフルネス」と呼ばれる。食べているときや料理をしているとき、自分の感覚に注意を払うことはマインドフルネスの行為であり、マインドフルネスは感情の健康と調節に有益だとする研究が数多く発表されている。マインドフルなパン教室を開いているセラピストもいるほどで、これは「ブレディテーション」とも呼ばれている。

昔から料理にはかなりの時間を要した。食べものを探す、堅い穀類を収穫して調理する、火でパンを焼く、動物を狩って解体する、といったように。それは人間が日々行うことの基本だった。しかし、食事にもはや多大な時間は要しないし、さほどの準備も必要ない。必要なのは、食料庫を覗いて夕食はまたテイクアウトにしようかと考えるときのモチベーションだ。

「なぜ料理をするのか」とは、料理をしない人だけでなく、毎日料理しなければならない人にとっても紛れもない疑問だ。夕食疲れはまさに現実だ。料理にかかわらなくても健康になれる方法はこの世界にいくらでもある。比較的健康によいファストカジュアルフードを食べろと言っているのではない。食料品店での食事、総菜、宅配という手もあると言っているのだ。しかし食べものを利用してメンタルヘルスをサポートするのは、正しい栄養素を摂取すればよいといった単純な話ではない。世界に対する私たちの認識と食べものとは深くかかわっているからだ。

研究者たちは「心理的欲求充足」を研究してきた。これは「ものづくりの喜び」とも呼ばれる。心理学の分野ではイケア効果と呼ばれ、人は創造にかかわったものにより価値を見出すという考え方だ。ハーバード・ビジネススクールの研究者たちはこれを「労働は愛につながる」と表現している。

25年ほど前から、私たちは食べもの関係のテレビ番組や料理コンテストに夢中になっているが、それは私たちが料理をしなくなった部分的な原因、あるいは部分的な結果のどちらかだ。この25年間にテレビでシェフを見る人は大いに増えたが、実際に料理をする人の数は減少した（ポルノを見る人の数と実際にセックスをする人の数についても同じことが言える）。私たちは厄介な現実を受け入れるよりも、リアルな生活を巧妙に模倣した作りごとを観たいのだ。

私が数か月間料理コンテストの番組に出演した際、シェフのボビー・フレイが賢明にも、自分のレシピを実際に作ってくれる人々がいることが何よりの目標だと語っていた。この言葉を聞いて私は、多くの、いやもしかしたらほとんどの食関係の番組を人々は娯楽としてしか見ていないのではないかと感じた。私は食べもののおいしそうな写真や線状にかけられたキャラメルの動画を見たり、画面のなかで食べたり笑ったりしている人々を悪者扱いしているわけではない。ただ、そのような番組を見ることを実際の楽しい食事や料理の感覚的な体験の代わりにしたり、それを見たり観察したりすることで得られる満足感と、誰もが切望する実際の心理的欲求を満足させることを混同してしまったりするのでは、こういったコンテンツに利点はない。

人々が料理を作り食べるのを見てきたこの25年間に、私たちが食関係のテレビ番組の猛攻から絞り出した快楽は、欲求充足に転換された。私たちは、先祖が焚火の周りに集まって食事をしたように、画面の輝きの前に集まり、その食材がどこ産かなどという話を聞く。だがそんなとき、私たちが本当に欲しいのは自宅の輝く暖炉なのだ。

食関係のテレビ番組は、ときによい意味で憧れを抱かせるのではなく、不合理な期待を抱かせて家でもこうするようにと促すことがある。私は息子にポルノについて説明する際、アイスホッケーの試合をするのではなくアイスホッケーの動画を見るようなものだ、と言ったことがある。アイスホッケーの試合をする際には、ロッカールームで準備する時間があるし、プレーの背景には会話があるし練習もある。パスもするし、ゴールに入らないシュートもある。しかしアイスホッケーの動画はアクションとクローズアップの連続で、氷があちこちに飛び散り、ゴールに次ぐゴールだ。娯楽と実生活はまったく異なるが、娯楽は私たちに（非現実的な）期待を抱かせる可能性がある。そして期待は人生の3つの基本、つまり料理、セックス、子育てを台無しにする可能性がある。

料理は愛の言葉だ。愛の行為がすべてそうであるように、複雑である必要はない。完璧な体験を見てうっとりしていると、目の前の現実が見えなくなる。食のテレビ番組にはひとつ重要なルールがある。視聴者はつねに人が食べているところを観なければならないということだ。できあがった料理を見せるだけでは十分でない。作られた料理を誰かが楽しむのを見るという、まるでのぞき見趣味のような快感が必要なのだ。

食事の用意は強力なセルフケアになりうる。食を通じて他者に愛を示すのは美徳だが、その愛を自分にも注いではどうだろうか。

毎日ちょっとした創造的な活動をするのはメンタルヘルスにとって重要だ。たとえできあがったものがインスタ映えしなくても、料理はそういった活動のひとつに数えられる。私は7段のサンドイッチも完璧に詰められた弁当箱の写真も、ほかの人と同じくらい好きだ。以前、中身が色別に並べられたガラス扉の冷蔵庫の写真に数分間うっとりと見入ってしまったこともある。私が以前レビューを書いたレストランでは、勘定書が装飾した卵（中身は抜いてある）に入って出てきた。卵を割ると勘定書が出てくる仕掛けだ。しかし毎食毎食、写真のような完璧な生活を送ろうと骨を折るのでは疲れてしまう。

そして食べものを用意するということは、神経系にかかわるじつに感覚的な体験だ。料理をしている間じゅう、心は五感を駆使して、食の楽しみ方に影響を及ぼす知覚を作り出そうとしている。ニューロガストロノミーと呼ばれる科学の領域がある。脳が食べものをどのように認識しているのかを研究し、感情的で認知的で理性的な食の楽しみ方に着目する学問だ。食を愛する人々の心に切り込むわけだ。この学問が重要なのは、味わいに関しては知覚がすべてだからだ、とニューロガストロノミーの創始者でイエール大学医学部の神経科学者、ゴードン・シェファードは言う。シェファードは脳がどのように味を作り出すかについて研究している。そして判明したのは、味わい、つまり食べものをどのように楽しむかにとって、五感すべてが非常に重要だということだ。重要なのは味覚だけではないのだ。

「私たちが口にする食べものの分子に味はありません」とシェファードは言う。「感覚によって脳が味だと認識しているのです」。必要以上に細かいことを言っているように思われるかもしれないが、神経系が情報を処理する際、感情が食べものの味にどう影響するかは非常に重要だ。私たちが食卓に持ち込むもの、すなわち脳が味の要なのだ。

この20年ほどの間に、外食は誰もが同時にプレイし観戦できるスポーツのようになったが、ご多分に漏れず、レストラン業界でも感覚を巻き込む力が極限にまで高められている。スペインのイビサ島にあるレストラン、サブリモーションは、「技術者、イリュージョニスト、セットデザイナー、建築家、振付師、脚本家」が設計にかかわった。彼らはレストランのなかに氷河や火山のようなセットを作り上げ、凝った衣装とバーチャルリアリティ（VR用の眼鏡も備えてある）も取り入れた。ディナールームの背景は、ユニークな各料理に合わせて変化する。ミシュランの星つきレストランの調査では、サブリモーションは世界一高級なレストランにランクづけされている。おひとりさま2000ドルから、というのがその価格だ。上海のレストラン、ウルトラヴァイオレットでは、各コースに360度の映像、香りのディフューザー、冷風機、音響がつけられている。その20品からなるコースは「サイコテイスト」と呼ばれている。

日常レベルでは、五感を駆使して調理することで、さらなる食の快感を得ることができる。「食材の準備、調理の手順、色、味、香りはすべて感覚を構成する要素だ」と台湾の心身インターフェース研究所所長で中国医薬大学医学部の副学部長、蘇冠賓《スー・クアンピン》は言う。

料理は最初から最後まで何もかも自分でやる必要はない。食べもののキュレーションは、衣類のキュレーションと同じようにひとつのスキルなのだ。誰かがトマトとそれによく合うチーズを選び、スパイシーなオリーブとカリカリした岩塩の粒を添えて美しい皿に盛りつけたとしよう。「食にうるさい人」のなかには、それは料理ではない、食材を組み合わせる必要がないのだから、という人もいるかもしれない（熱を使ったかどうかや、実際に「調理したか」すら関係ない）。だが、私は料理の定義は、この20年ほどの間に「家族」の定義を進化させたのと同じくらい進化させる必要があると考える。何をもって料理とするのか。そして誰がそれを決めるのか。

服を自分で縫わなくても、人はあなたの服選びと着こなしを褒めてくれる。それは本当にりっぱなスキルだからだ（得意なら、そのスキルでお金を稼ぐこともできる）。私にとって「料理」は感覚だ。料理をしているときの感覚は、アプリで注文をしているときの感覚とは異なる。ある意味、エクササイズのようなものだ。私はエクササイズは嫌いだ。でも体を動かすと、自分が生きていると再確認できる。エクササイズが終わって幸福感を得ることもあれば、得ないこともある。だが、その過程にこそ目的があるのだ。

動物に鬱症状を人為的に誘発した最古の例は、嗅球の摘出によるものだった。それほどまでににおいは精神的安定のために重要なのだ。においを嗅げなくなったマウスの脳内で起こる化学物質の変化や行動の変化は、鬱病患者における変化と非常によく似ている。さらに、人間は嗅覚を失うと、その後鬱病を発症するケースが多い。人間は身近なもののにおいで心地よさを感じるが、それが遮断されてしまうからだ。嗅覚を失うと、代謝、社会的行動、性欲を調節する脳の部分が変化する。嗅覚系が代謝にどのような影響を与え、代謝が嗅覚にどのような影響を与えるかは、新たな研究分野だ。嗅球にはインスリン受容体があり、空腹時に食べもののにおいにより敏感になるのはそのためでもある（インスリンは体が食べもののエネルギーを細胞内のエネルギーに変えるのを助ける）。

においと味

ある研究者が、頭部外傷によって完全に嗅覚を失ったシェフの話をしてくれた。シェフが唯一食べることができたのはシナボン〔アメリカ発祥のシナモンロール〕だった。これは興味深い。シナボンといえば、ショッピングモールで100メートル離れたところからでもすぐにわかるあのにおいを連想するからだ。私はこんなところにシナボンの店があったのかと驚いたことは一度もない。シナボンのほうで自ら、ここにいるよと名乗りを上げるのだ。しかしそのシェフがシナボンを大好きになったのは、強烈なにおいのためではなく、あの極度の甘さを感じることができたからでもある。食体験の一部であるにおいを感じられなくなったとき、甘さと歯ごたえのある食感を味わうことが、彼女が求める快楽だったのだ。

においを感じない人（無臭覚症）は甘味、塩味、酸味、苦み、うまみといった味は感じるが、風味は感じない。味は舌の上にある約1万個の味覚受容体で感じられる。「一般的な不安度は味覚認識に関係している」とある研究では述べられている。味覚閾値《いきち》はセロトニンやノルアドレナリンといった神経伝達物質によって調節される。これらはメンタルヘルスに関係する神経伝達物質でもある。

そういうわけで、頭部を損傷すると、においを感じなくなったり、味の記憶（以前に食べたものを認識し識別する能力）がすべて失われたりする可能性がある。「これは科学者にとっても不可解なことです」とシェファードは言う。しかしひとつはっきりしていることがある。食べものを味わうとき、脳内では何か複雑なことが起こっているのだ。シェファードは、味を作り出すことにかかわる多くのメカニズムに注目すれば、「他のどんな活動や行動より、味には脳が関与していることがわかる」と断言する。

それは脳がにおいを使って風味を作り出しているからだ。これがどういうことなのかを示すわかりやすい実験がある。鼻をつまんでゼリービーンズをかじるのだ。ふつうなら嚙むと風味が広がるはずだ。しかし鼻をつまんでいると、識別できる風味はしない。ただ甘いだけだ。脳はにおいを使って風味を作り出すので、鼻をつまんでいると、特定の風味（ブドウやサクランボやオレンジ）を作れない。つまむのをやめると、風味が戻ってくる。再び香りを嗅ぐことができて、脳が風味を作り出すのに必要な情報が手に入るからだ。そして不思議なことに、脳は息を吐き出すときにだけ、口のなかにあるものから風味を作り出す。吸うときには作らない。私たちは花やガスや煙など、世界のあらゆるものを嗅ぐとき息を吸い込むのだから、これには驚く。しかし風味は反対で、息を吐いたときにだけ作られる。

風味は鼻と、においを解釈する脳の連携によって作られる。においは分子だ。鼻孔には約360のにおいの受容体があるが、においは1兆種類もあるので、受容体のなかには複数のにおいで活性化するものもある。受容体に鍵がかかっていて、それがいくつかの異なる種類の鍵で開けられるようなものだ。たとえばチョコレートのにおいは数百種の異なる分子で作られていて、その分子が何十種類ものにおいの受容体の鍵を開けることができる。

においの受容体は脳に情報を送り、脳はそれが何のにおいでそれについてどう感じるかを教えてくれる。このプロセスは風味と一体化しているので、フレーバーや香水の業界で特別な訓練を受けない限り、ほとんどの人はにおいと味を分離できない。数か月から数年に及ぶ訓練では、さまざまなにおいを嗅いでその微妙な違いを認識し識別できるよう脳を再教育する。

嗅覚は特殊な感覚だ。脳の視床下部に唯一制御されていない感覚なのだ。前章で述べたように、視床下部は辺縁系（脳のハンドモデルの親指にあたる）の一部で、情報を脳の他の部分に送る。

視覚、聴覚、触覚、味覚はすべて視床下部を経由するが、嗅覚は違う。嗅覚には独自の特別な領域があり、古くから存在するこの部分は嗅皮質と呼ばれる。鼻の受容体は嗅球につながり、それが今度は辺縁系の別の部分、つまり扁桃体（アーモンド形をした脳の情動中枢）と海馬（タツノオトシゴ型をした記憶中枢）に直接つながる。嗅球と、非常に古くて非常に感情的な扁桃体の間には仲介するものがないため、嗅覚は他の感覚とは異なる方法で脳に働きかけている。

扁桃体が脅威の認知を制御していることを思い出してほしい。嗅覚は感情的な記憶と密接に関係しており、同じにおいでも人によってすばらしいにおいにもひどく不快なにおいにも感じられるのは、そのせいかもしれない。ある研究によると、被験者にあるにおいを嗅がせながら写真を見せると、においを嗅がせずに写真を見せた人に比べ、その写真を描写するのに感情的な言葉を使ったという。においは私たちの生活に彩りを与えてくれる。脳が成長し、変化し、新たな細胞が作られても、においの記憶は残る。

このようににおいは無意識のうちに作用している。だからこそにおいに対し即座に示す反応は、個人によって異なる。たとえばある消臭剤やシャンプーの香りに嫌な思い出があれば、おそらくそのにおいが嫌いだろう。そして初めて会った人が、何年か前にあなたを傷つけた人と同じ石鹸を使っていたら、あなたはその人に嫌な対応をするかもしれない。

人間の嗅覚は犬をはじめとする動物の嗅覚よりも鈍い。そこである研究者はカリフォルニア大学バークレー校の学生32人を使って嗅覚をテストし、のちに結果をネイチャーニューロサイエンス誌に発表した。学生たちはキャンパスの中庭に集まり、目隠し、厚手の手袋、膝当て、ひじ当て、耳当てをつけた。そのうえで芝生の上を這って、ある地点から別の地点までチョコレートの香りを追いかけるよう指示された。被験者には知らされていなかったが、チョコレートの香りは長さ9メートルの細いロープにスプレーされ、それが中庭を蛇行した（学生たちは手袋やパッドをつけているためロープを感じることはできず、耳当てのせいで他の学生の位置もわからなかった）。参加者の大多数は嗅覚だけを頼りに香りの痕跡を追うことができた。

食べものを探し回らなければならなかった頃の名残で、もっとも栄養のあるもののにおいをかぎ分けようとする無意識のバイアスが私たちには働く。においで栄養の手がかりがわかるというのは、高カロリー食品のにおいを嗅ぐとその食品が欲しくなる理由のひとつかもしれない（私たちには脂肪の味覚受容体があり、こってりしたものを食べると脳に「脂肪」を認識させることができるので、脂肪の嗅覚受容体という考え方もあり得ないことではない）。

私たちの嗅覚は、食べものに含まれる脂肪分の多寡を識別できる。私たちはまだ生物学的にはエネルギーを求める狩猟採集民なので、高脂肪の食べものを求めるよう導かれるのだろう。知覚が基準とするものは、私たちの身体の実状を超えている。感覚認識は、におい（とそのにおいをかいだときに個々人の脳が受容したもの）と摂取した食べものとの間で脳に起こるフィードバックループだ。ノースウェスタン大学医学部で、ある研究室が、においに対する感度に心のさまざまな状態がどのように影響するかを調べた。2021年のある研究では、被験者は6時間絶食したのち、食品と非食品のにおい（例えばピザとマツ）を混ぜたものを嗅がされた。空腹時には、食品のにおいの割合が非食品のにおいよりずっと低くても、食品のにおいのほうが強く感じられた。しかし被験者が食事を取ると、あまり食品のにおいを強くは感じなくなる。たとえばある被験者がシナモンロールとスギの香りを半々に混ぜたものを空腹時に嗅げば、シナモンロールの香りのほうが強いと言うだろう。もしその人がシナモンロールを食べた直後であれば、シナモンロールの香りのほうが強いと感じるには、その香りが80パーセント以上でなければならない。被験者の脳をＭＲＩでスキャンしたところ、脳のにおいを処理する部分が、空腹時と満腹時では異なることがわかった。

これは重要なことだが、私たちはにおいを嗅いだものを食べようとするという多くの研究結果が出ている。ナシのにおいを嗅いだ人は、チョコレートのデザートよりも果物のデザートを選ぶ傾向が強い。

「私たちの嗅覚は指紋とおなじくらい、人によって異なります」とにおいの研究者、ナンシー・ローソンは言う。「においに関して言うならば、私たちはみな異なる感覚の世界に住んでいます。異なる嗅覚の世界に生きているのです」

においの記憶は、加齢によって嗅覚が著しく低下しても残る。においは感情的な記憶に直結しているので、私たちの心は、そのにおいから連想される時間、場所、感情にさかのぼることができるのだ。

快適で自信に満ち大切にされていた頃に嗅いだにおいを再び嗅いだあとなら、ストレスのかかるようなできごとにさらされても、ストレス反応は小さい。脳が関連づけのパターンに入るのだ。私の場合は、まだ幼いときに、クイーンズの祖母の家の庭に植えられていたツゲの木のにおいだ。祖母の家は一種の聖域で、私はひとりで歩き回ったり、祖母と庭に座ったりしていた。ツゲの木のにおいを嗅ぐと、私はいつもその頃に戻る。それで今では自宅の前庭にも何本か植えている。心が混乱しているときでも、そのそばを通るたびに、私は安全な場所に戻ることができる。

時間移動、空間移動、あるいは感情移動させてくれるにおいは、とくに高齢者に顕著である。加齢に伴い嗅覚が低下し、引き続き生活の質も低下しがちな高齢者にとって、嗅覚は食の楽しみを維持するために重要である。

パンやクッキーなど、何かを焼いていると家を売りやすいという。気温が高いほどにおいの分子が揮発しやすくなり、人間により強い効果を発揮するからだ。何か料理をして、いつも家に心地よい香りを漂わせてはどうだろうか。自分の家で食べものを用意するという小さな一歩を踏み出すだけで、快楽と期待を生み出すことができる。

視覚、聴覚、触覚

2022年1月、バンクーバーのイタリア文化センターは、食べものを使って人々を和ませるというすばらしいアイデアを思いついた。通常ならここで企画されるのは、偉大なイタリアの作家の読書会、手作りモッツァレラ教室、カポコッロ〔豚の首肉の生ハム〕（多くのイタリア系アメリカ人は「ガバグール」と呼んでいる）の研修会、パスタ料理教室などだ。しかしそれに加えコロナのワクチン接種が行われることになり、接種者は15分間（しばしば不安そうに）、ワクチンの副反応が出ないかどうかを観察するために待機しなければならなくなった。ほとんどの接種会場では待機スペースが小さいため、みな座ってぼうっとしたり、スマホを眺めたりする。しかしこのバンクーバーの会場では、イタリア人がショーを開催することにした。接種を済ませた人々のために、イタリア文化センターは料理のビデオを流したのである。

私はイタリア系アメリカ人のミックスで、祖父の姓、そして私が30歳になるまでの姓はスープを意味するズーパだった。そして祖母の姓は甘いものを意味するドルチェだった。ゆえに私の経験では、イタリアと食べものを結びつけるのはステレオタイプではあるが、間違いではない。イタリア人は世界で何が起ころうとも、情熱的な感情とすばらしい料理の両方を駆使して「ドルチェ・ヴィータ」、つまりよい人生を送ると言われている。

会場では、トマトソースの入った湯気の立つ巨大なバットをかき混ぜる様子や、表面にオリーブオイルが浮き、それが何度も何度も赤いグレイビーの渦のなかに混ぜ込まれていく映像が流された。手打ちのパスタ、肉、チーズ、ソースが重ねられてラザニアが作られていく映像も流れた。口のなかに濃厚なソースの酸っぱくて甘いトマトの味が広がるようだ。ソースが冷めないうちにと口に入れたら舌の先をやけどするだろう。注意深く愛情をこめて作られた料理を見るのは心が落ち着く。

「私たちはまず目で食べる」という言葉を聞いたことがあるかもしれない。食と贅沢を愛した1世紀のローマ人アピキウスの言葉だ（アピキウスの言う通りだ）。研究者チャールズ・スペンスはこれが真実であることを示し、聴覚や触覚の影響も検証してキャリアを積んできた。スペンスは「まず人を笑わせ、それからさまざまなことを考えさせる」ちょっと変わった研究に贈られるイグノーベル賞を受賞した。彼は好奇心旺盛で、おかしくて、賢いという最高の組み合わせの人物だ。若干28歳でオックスフォードに自分の研究室を持つことになった。彼とは数年ぶりに話したのだが、その前に会ったのは、私がナショナルジオグラフィック誌のために風味の創造について調査していたときのことだ。彼は変わっていない。

今回の取材では、彼は雨季のコロンビアにいて、インターネットの接続状況がずっと悪かったのだが、ズームがつながると、彼は壁に剥製のヤギの頭をかけ、トップハットをかぶって葉巻を吸っていた。それについて私が質問すると、彼はこう言った。「もちろん、チャーチルだろ?」私はこれはチャーチルがよくかぶっていたトップハットとよく吸っていた葉巻のことだと思ったが、接続が不安定な状況では、そんなおしゃべりで時間を無駄にはできない。話をしたあと、Ｇｏｏｇｌｅでざっと調べてみたが、ケンタッキーダービーが開催されるチャーチルダウンズ競馬場で、レースの前に馬を落ち着かせるのにヤギを使うという記事しか見つからなかった。チャーチルをヤギになぞらえた以外には、ヤギの頭が何を意味するのか、いまだにわからない。だがスペンスがどんな人物かは想像してもらえるだろう。

スペンスは五感を駆使して食の体験を高めることにかけては草分け的存在である。彼は自分の研究成果を利用して食の体験を高め、シェフの料理ができるだけよい印象を与えるよう、高級レストランのコンサルティングも行っている。スペンスの研究は、風味についてこれまで知っていると思い込んでいたあらゆることに疑問を抱かせる。味覚以外の感覚が食事の楽しみ方にいかに影響を及ぼすかを教えてくれるからだ。

スペンスは研究の結果、食べものを黒い皿より白い皿に載せたほうが甘く感じられることを発見した。スレートの角皿から白い陶器の丸皿に変えただけで、同じデザートが10パーセント甘く感じられるようになったという。

食べものの色も非常に重要だ。スペンスによれば、「食べものや飲みものの味や風味について人々が予想する際、一番感覚的な手がかりになるのは色だ」という（「赤い味の」ジュースが飲みたいという子どもを持ったことがある人なら、よくわかるだろう）。たとえ着色料を使っていても、色がはっきりとした食べものは、より強い風味を持つと認識される。スペンスはワインで同様の実験をしている。実験に参加したプロのソムリエたちは、着色した白ワインを飲んで、自分たちが赤ワインを飲んでいると思い込んでいたという。ボルドー大学で、53人の被験者に赤と白、ふたつのワインの香りを嗅がせ、特徴を述べてもらった。被験者たちは自分たちが嗅いだふたつのワインについて、まったく違う描写をした。しかし、これはひっかけだった。すべて同じ白ワインで、片方は食用色素で着色されていたのだ。その結果発表された論文のタイトルは「においの色」だった。

スペンスはイギリスの俳優、タレント、サーカス芸人が暮らす老人ホーム、デンヴィル・ホールでも研究を行っている。彼とシェフは、多感覚的な郷愁が高齢の居住者の栄養価の高い食事への満足度を高めるかどうかを知りたかった。そこで彼らが子どもの頃から慣れ親しんだ栄養たっぷりの味、つまりトマトスープやシュリンプサラダなどの味を、食べやすく風味豊かなアイスクリームにして提供したのである。同時に、被験者たちの若い頃の写真を映し出し、音楽を流した。スペンスが予想した通り、郷愁を誘う風景や音楽や風味は、被験者たちの食の楽しみを増大させた。心理学では、思春期から20代前半の記憶は、とくに感情的に強いという説がある。この力は「レミニセンスバンプ（記憶のこぶ）」と呼ばれ、デンヴィル・ホールではそれが存分に発揮された。

ハーブの風味に関係なく、新鮮なハーブが目に見える形で使われていると、料理はさらに新鮮でおいしく感じられる。風味は脳で作られるので、料理がハーブでおいしくなっているわけではなくても、ハーブがあることで風味よく感じられるのだ。料理の仕上げにハーブをふりかけるレシピがあると、ひょっとしたら食料品店でこんなふうに考えるかもしれない。「これって本当に必要なのかしら。ほんのちょっぴり葉っぱを使うだけなのに。必要なのは茶さじ1杯なのに、この大量のチャイブを買う必要があるのかしら」。そう、必要なのだ。

「ソニック・シーズニング（音響調味料）」とは、音が脳内の風味や食の楽しさに影響を与えることを表現する言葉だ。音は楽しい食事のための隠し味になる。何を聞くかによって食べものが甘くなったり軽くなったり苦くなったりする。スペンスがイグノーベル賞を受賞した研究は「ソニック・チップ」と呼ばれる実験で、これによって私たちが他の感覚に加えて耳を使っても食べていることが証明された。被験者たちは音響ブースに座り、袋から出したばかりのものからしけったものまで、さまざまなポテトチップスを食べた。スペンスと研究仲間は断続的にブースのなかにぱりぱりと噛み砕く音を流した。音無しでしけったチップスを食べた人は、予想通りひどい味のチップスだと思った。しかししけったチップスでもぱりぱり音を聞きながら食べた人は、音を聞かずに同じチップスを食べたときより15パーセントぱりぱりしていると評価した。音は脳に働きかけてチップスの新鮮さとぱりぱりした食感の知覚を高めたのだ。

ほかにも例はある。明るい部屋で芝刈機の音と鳥の声を聞きながらウィスキーを飲むと、味に草のような風味が感じられ、火の燃える音を聞きながら飲むと木のような風味が感じられる。ベーコンエッグアイスクリームがジュージューという音とともに出されると、ベーコンの味が強く感じられる。ニワトリがコッコッと鳴く声とともに出すと、卵の味が強く感じられる。食の体験ではあらゆることが重要だ。客においしいと感じてもらうことで生計を立てているシェフたちは、それがいかに正しいかを承知している。

もしあなたがレストランのトレンドに詳しい人なら、「サウンド・オブ・ザ・シー」を覚えているかもしれない。これは2007年にロンドンのレストラン、ザ・ファット・ダックが発表した料理で、食べられる「砂」と「貝殻」の上にシーフードが載っている。この料理はイギリスの海岸で録音した海の音を流すiPodと一緒に供される。皿の上に載っているのはマテガイ、ウニ、カキ、貝の出汁で作った泡で、「砂」はタピオカとパン粉でできている。この料理には、皿に載っているもの以上の効果があった。人々はそれを食べると、子ども時代のできごと、亡くなった親戚、過ぎ去った幸福な時間を思い出して泣き出した。「サウンド・オブ・ザ・シー」とその考案者、シェフのヘストン・ブルメンタールは、レストラン界に新風を巻き起こした（スペンスはその創作に助言した）。

音楽が感情を素早く変化させることができるのは周知の事実だ。では食の知覚についてはどうだろうか。速い音楽を聴けば食べる速度が上がり、ゆっくりした音楽を聴けば速度が下がる、というのは、まあ想像がつく。しかしゆっくりした音楽は知覚する食の質も向上させる。また、「ピッチの低い振動する低音はデザートを苦く感じさせ、焦げた味を引き出す。一方、ピッチの高い音は、トフィーをより甘く華やかな味にする」という研究報告もある。

触覚は食を評価するのに非常に重要だ。触覚は一般的にすべての感覚のもとになる。においを構成する分子はにおいの受容体に触れてにおいを感じさせるし、光が目に触れることで視覚が生まれる。リチャード・カーニーは著書『触覚　人間の最重要感覚を取り戻す *Touch: Recovering our*

Most Vital Sense』のなかで、触覚はこのように二重の感覚だと主張している。

口当たりは触覚のひとつだ。舌はその食べものが好きか嫌いかを決める「測定器」だと考える研究者もいる。幼い私の息子はブロッコリーの茎が大好きだが、つぼみの部分は口当たりが悪いので嫌いだと言う。もっと小さいとき、試しにつぼみの部分をかじってみたが、吐き出し、舌をぬぐい、それからうれしそうに茎の部分を食べた。

口当たりはじつに多くのものの影響を受ける。キャドバリー〔チョコレートブランド〕が数年前に発見したように。イギリスのキャドバリーのデイリーミルクバーは口どけのよいミルクチョコレートで、アメリカの友人に船便で送るイギリス人もいるほど愛されている（白状しよう。私もそういったアメリカの友人のひとりだ）。同じキャドバリーバーでもイギリス製とアメリカ製でもっとも違うのは、イギリスのチョコレートのほうが乳脂肪分が多く、口溶けがよいことだ。もうひとつの違いは、アメリカではＦＤＡ〔アメリカ食品医薬品局〕の規制によりココアバターしか使われていないが、イギリスではパーム油やシアバターといった他の油脂も使用している点だ。それで口当たりが異なる。

２０１０年代初頭、キャドバリーはチョコレートバーを長方形から丸みを帯びた形に変えた。研究によると、人は丸い食べものに甘味を、四角い食べものに苦味を感じるという。チョコレートの成分は変わっていないのに、それだけで以前より甘く感じられるようになった。キャドバリーはデイリーミルクチョコレートのレシピは変わっていないと断言している。デイリーミルクは長く愛されてきたイギリスの製品で、1905年に発売された。のちに丸みを帯びたチョコレートバーの現象について書いたスペンスによれば、チョコレートを食べた人たちは「大好きなデイリーミルクバーの変わりようを案じて、（正確な数字は当然不明だが）手紙や電話で抗議したという。とりわけ多かったのが、新しい丸っこいバーは『甘すぎる』という声だった」。

スペンスは数年前、これはキャドバリーにとって絶好の機会だったのに、と残念がっていた。形を変えると同時にレシピの砂糖を密かに減らせば、消費者と公衆環境衛生擁護者の両方を満足させられたからだ。研究者が言うところの「口のなかの形状」は、舌に食べものがどう当たるかや、どれほど速く溶けるかや、風味がどのように出るかに影響を及ぼす。そういうわけで、私はミルクチョコレートからダークチョコレートに宗旨替えした際、丸いダークチョコレートを買うことにした。そのダークチョコレートはあまり苦く感じず、長方形のものより口のなかで気持ちよく溶けた。

嗅覚を失ってもシナボンのとてつもない甘さを愛したシェフの話を思い出してほしい。触覚も食を楽しむのに影響を与える感覚だ。シナモンのスパイシーさは舌の上で物理的な摩擦を引き起こし、味覚とは別の風味を生み出す。

この舌への刺激はケメステシスと呼ばれる。唐辛子を食べるときにもこれは起こる。唐辛子にはカプサイシンと呼ばれる成分が含まれ、それによって舌が荒れることで味に影響が生じる。ケメステシスはエンドルフィンも分泌させる。痛みを感じるものを食べたがる人がいるのはそういうわけだ。

私も含め、炭酸水を好む人がいる。理由のひとつはスパイスのような炭酸の働きが神経終末や味蕾《みらい》に作用するからだ。水の風味が泡という物理的効果と合わさると、水は一部の人にとってより快いものになる。泡とぴりぴり感は、シナモン、マスタード、ホースラディッシュと同じ受容体を利用している。水そのものは変わらないが、そこから得られる体験、そしてそこから得られる快感の量は、飲んだ人の体や経験に基づいて変化する。食べものは炭酸と合わさると甘く感じたり、冷たいと甘く感じられなかったりする。高級炭酸水の業界は競争が激しい。水の質だけでなく、泡の大きさや数も重要なのだ。

さらにスペンスの研究によると、重い皿や重いカトラリーを使うと、料理がよりおいしくより高品質に感じられるという。また、ナトリウムを必要とする人は、フォークやスプーンやつま楊枝よりもナイフを使って食べると、もっとも塩気を強く感じるそうだ（危険を冒すだけの価値があるかどうかは不明だが）。

誰かと一緒に食べる

人間の歴史において、ひとりで食べるという選択肢はほとんどなかった。狩猟採集生活では、身を守るために集団で食事を取る必要があったからだ。だが今はその逆だ。２０１９年のアメリカの調査では、成人は週に7回以上の食事をひとりで取っていたという。2015年の調査では、アメリカ人のほぼ60パーセントがひとりで食事することが多く、成人の46パーセントがひとりで食べているという結果が出た。食事をひとりで取る割合が増えているのだ。

最近の別の調査では、ひとりで食べるのが楽しいと言う人々の半数は、そのほうがリラックスできることを理由に挙げている。私も、アップルナゲットにクリーミーなピーナツバターを塗ってカリカリしたマルドンソルトをふりかけ、キッチンカウンターでぱくつくときなどはとくにそう思う。しかしなぜ脳はときどき孤食のほうがリラックスできると思うのだろう。そして人ともっと頻繁に食事をするよう脳に働きかけることはできるのだろうか。人と食事することは、もっと健康になれる習慣なのだ。

私は「会食パラドックス」と呼んでいるのだが、人と食事をすると食べる量が増えるが、健康状態はよくなる。人と食事をすると、保護効果のようなものが生まれるのかもしれない。どうしてそんなことになるのか。そしてどうしたらそれを活用できるのだろう。ときどきはひとりで食べるのが好きな私のような人間は、どうすれば食事をきっかけに他者とつながれるようになるのだろう。

食べものが道徳的な言葉（「罪深い」など）で表現され、階級の指標（マクドナルド対サラダ専門店のスイートグリーンなど）となる世界では、人前で食事をすることは、正確であるかどうかは別として、自分という人間をさらけ出すことになる。ひとりで食べていれば、その間にさまざまな批判を浴びることは絶対にないし、自分の選択を恥じることもない。食べたいものを食べ、見たいものを見て、マナーなど考える必要もない。ひとりで食べることには大きな自由がある。だから、調査するたびにひとりで食事をする人の数が世界的に増加しているのかもしれない。しかし私は食にまつわる恥を減らすことに取り組みたいと考えている。そうすれば、みなもっと他者と食事するようになり、より健康になれるからだ。

最近の科学によると、今日の世界では人と食事をすることで、孤独、鬱病、孤立といった現代の危険から身を守ることができるという。アメリカ人の39パーセントが、親しい人はいないと答えている。その数は第二次世界大戦以後、着実に増加している。その多くは社会の変化によるものだ。アメリカの単身世帯は、1970年に17パーセントだったのが、2012年には27パーセントに増加している。

私たちはよく地中海食の特定の食品に注目するが、地中海式生活の他の文化的側面には目を向けていない。国連教育科学文化機関（ユネスコ）はこう記している。「ともに食事をすることは、地中海沿岸地域の文化的アイデンティティと共同体継続の基盤である。それは社会が交流しコミュニケーションを取る時間であり、家族、集団、共同体のアイデンティティを確認し、更新する時間である」。さらにこう続ける。「市場もまた、地中海食をはぐくみ、伝えるための空間という重要な役割を果たしている」

公衆衛生局長官ヴィヴェック・マーシーが「孤独はアメリカの疫病だ」と宣言するほど、孤独の割合は高まっている。ひとりで食べているからといって孤独とは限らないが（人でいっぱいの部屋にいても孤独を感じることがあるのは誰でも知っている）、１９８０年代から孤独の割合は倍増している。孤独は1日に15本のタバコを吸うのと同じくらい寿命を縮める。

スタンフォード大学長寿センターの調査によると、自分の人生に意味があると信じている人は、炎症の遺伝子発現とコルチゾールのレベルが低いという。つまり精神が安定しているということだ。人生には高い目標があると考えている人は、コルチゾールが活性化しても、その後速やかに低下する。これは感情の処理が健全なしるしだとも言える。人生に意味があると考える人の扁桃体は、ネガティブな刺激にあまり反応しない。さらに13万６０００人以上の被験者を対象とした研究のメタ分析から、人生に目的を持つと死亡率が17パーセント低下することがわかった。

日本の厚生労働省が国民の健康増進に「生きがい」（生きる価値のある人生、あるいは目的意識）という日本的な概念を盛り込むほど、つながりとは強力なものだ。４万３０００人の日本人を対象とした研究では、生きがいがないと心臓血管系の病気で死亡するリスクが60パーセント高くなることがわかった。同様に、周囲にコミュニティがある人は、強い目的意識と生きる意味を持っている場合が多い。

食べものはつながるためのツールであり、料理も食事も人と一緒にすることで意味が生まれる。家族で食事を取っている子どもは鬱病の発症率が低く、優秀で、自尊感情が高い。成人もその恩恵を受けることができる。私たちは自分を大切にする必要があるし、子どもたちに気を配るのと同様に、自分の精神的安定にも気を配る必要がある。

人々は以前のように人と食事をしなくなり、そうこうしているうちに、他者とつながるというすばらしい機会を失いつつある。何かを食べているとき、脳は絆の形成を促進するドーパミンを分泌している。コロナの大流行で私たちはみな、ごく単純な刺激、たとえば暖かいベッド、人と一緒に食べる食事、友人との外出などに幸福があることを思い知らされた。「おもてなし」に演出は必要ない。会話やリフレッシュや笑いといった単純なものでよいのだ。多くの研究で、ものより体験にお金を使う人のほうが幸せだという結果が出ている。

私たちは単純な喜びを優先させることで幸せを見つけられる。そして人と一緒に食べるおいしい料理は、この幸福への近道となる。食事を一緒に取ることで、即時的な喜びと長期にわたる健康効果の両方が手に入る。日課を大きく変える必要はないし、どのみち食事は1日数回取るのだから。

おいしい食事は、しばしばコミュニケーションの手段を広げてくれる。脳撮像の研究によると、感覚を言語化することで悲しみ、怒り、恐れが緩和されるという。「会話療法」はセラピストのオフィスだけで行われるわけではない。感情について語ることで、脳の感情中枢である扁桃体の活動が弱まる一方で、前頭前野皮質の働きが活発になる。その場合、食事は豪華である必要はない。ワシントンDCで伝説的な晩餐会をいくつも主催してきたサリー・クインは、店で買ってきたとしても、本当においしい料理（彼女はポパイのフライドチキンが大好物だ）ならば「おもてなし」に問題はないと教えてくれた。人々がそこにいるのは、他の人たちと過ごすためなのだから。また、料理は苦手だけれど手作りの料理でもてなしたいというなら、本当に得意な料理をひとつだけ作り、そのために招待したのだと伝えればよい、それがたんなるスパゲッティであっても、まったく問題はない、とも教えてくれた。

私の曽祖母はいつも皆のために料理をしていたという。彼女の夫、つまり私の曽祖父は禁酒法時代にバーを経営しており、あまり家族のそばにいなかった。曽祖父母は南イタリアからブロンクスに移住してきた。曽祖母は布巾（イタリア語で「マッピーナ」）をあまりたくさん持っていなかったので、手をいつもエプロンの前の部分で拭いていた。私の父は、手をぬぐってトマトソースのしみが筋状についたエプロン姿の彼女を覚えているという。曽祖母はトマトソースまみれになりながら、やってくる人のために料理をして食べさせ、21世紀で言うところの「おもてなし」をしていたのだ。

私はサリーの話も曽祖母の話も好きだ。まったく異なる世界の話だが、どちらも人と一緒に過ごすことの価値を示し、大騒ぎすることよりも体験することに重きを置いているからだ。人を家に招いて相手のために料理をするのは、あなたがどんな人間か、あなたがこの世界でどのような存在かを示す行為だ。こういったことは近頃はまれだ。人を招くとなれば、新しいリネンを買ったり家具を動かしたりと、準備すべきことのリストを作る。8月にはもう11月の感謝祭用品の広告が届く。毎回自宅に人が集まるたびに入念な演出をするのはたいへんなので、多くの人はいっそ誰も呼ばないことにするのだ。

　一緒に食事をすることとパフォーマンスを融合させて、そして食を扱ったリアリティ番組が台頭するようになって、食はどうあるべきかと誰もが考えるようになると、私たちは一緒に食事することを捻じ曲げて「おもてなし」という狭い箱に押し込めるようになってしまった。「ちょっとコーヒーでも飲みに来ない?」という誘いはなくなり、代わりにディナーパーティーが期待されるようになった。私たちは人にも自分にも、レストランのような体験を期待するようになったのだ。

　ディナーの席で政治に関する激論を交わしたり、皿に料理を山盛りにした人を貶めたりすることを、料理番組や料理本に期待しているわけではない。食卓で自意識過剰になり、一緒に食事をすることで解放されるどころか制約が生まれるようでは、つながりは簡単に生まれない。食事中は誰もがインスタグラムのように完璧ではないのだ。

　ときどき私はソップレッサータ〔あらびきソフトタイプの大型サラミ〕の内側に粒マスタードをたっぷり塗ってタコスのようにして食べたくなる。マスタードの小さな種の歯ざわりや、サラミのこってりしたとろけるような脂、ぴりっとした風味の組み合わせを想像しただけで、30秒間は天国に行った心地になる。ときにはカシューナッツの瓶の底に残ったしょっぱいナッツのかけらをスプーンですくうこともある。これを書いている間にも、私は読者から非難されているのではないかと心配になる。食の恥ずかしさを気にしていると、人と食事をするたびにいくばくかの社会的不安が生じるが、それは有益とは言えない。現実と空想を混同し、友人や家族や有名人のソーシャルメディアでの虚像を現実のディナーに期待するのも同じだ。実生活では誰もが、フォトショップ加工できない歴史や感覚や癖やほくろを持つ、実在の人間なのだから。

食事の準備がたいへんなのは、21世紀になっても家庭料理への期待が女性に偏っているからだ。子どもの世話をし、配偶者の役割、家事、仕事をこなしたあと、オフの時間にも人に好印象を与えなければと考えると、ぼんやりと画面を眺めながら箱入りのマカロニチーズに手を出したくなる気持ちもよくわかる。ひとりで食事をするなら、外部から何の期待もされずに済む。しかしひとりで食べるときには、自分の人生を豊かにしてくれる他者とのつながりを欠いているのも事実だ。

心理学では、「寛人な支配者」とは、ホストという権威ある立場を利用して、集団（自分も含まれる）を保護し奉仕することを意味する。「寛大な支配者」になれることは人を家に呼ぶことの最大のメリットであり、私にとっては常に一番の目標だ。寛大な支配者は食事を分け合う（スパゲッティだけでもよいし、5品からなるコース料理でもよい）ことも含め、共通する目的のために人々がどのようにつながるかに配慮する。プリヤ・パーカーが著書『最高の集い方　記憶に残る体験をデザインする』（関美和訳。プレジデント社。2019年）で述べているように、ある時点で、集まりはもてなしと混同されるようになった。長い間、女性が力を発揮できる場が家庭に限定されていたからだ。ゆえに賢い女性たちの頭脳と知性は、ほとんど家庭内にだけ注がれていた。

私は家庭が大好きだし、貴重な場所だと思う。しかしそれが女性にとっての唯一の場所だというのは、誰のためにもよいことではない。本当のあなたが友人と過ごしてリラックスすることではなく、人に完璧さを見せたり好印象を与えたりすることこそがおもてなしなのだと誤解されている。

こういった家庭でのパフォーマンスの不安は、食事の伝統が変化したことにも起因している。約125年前に食事の供し方が、それまで普及していたフランス式（基本的に大皿料理をみなで食べるというもの）からロシア式、つまりひとりひとりが自分の皿に盛られたものを食べるというやり方に変わり、どの肉が欲しいとか、どれくらい取ればよいかなどを気にする必要がなくなった。その背景には、シェフのオーギュスト・エスコフィエとホテル経営者のセザール・リッツの提携によるレストランとホテル産業の隆盛がある。しかしそれは同時に、大皿料理から精巧にデザインされたひと皿ずつの料理へと、期待が変化したことを意味する。

ひとりで食事をすることが増えたため、多くの加工食品がおひとり様向けになり、「欲しているけれど自分のためにはよくないこと」をサポートする製品が作られている。食料品店で売られるひとり用の食事は、この数十年にわたり増加し続けている。しかしひとり用の食事のコマーシャルには、誰かと一緒に食事をしている姿がよく登場するのだ。私たちは24時間365日体制の文化のせいで休む暇もなくなり、悪い食習慣が身についてしまった。気を引き締めるために頻繁に間食を取ったり、デスクで昼食を取ったり、車内で朝食を取ったり、スケジュールの合間に急いで夕食をかっこんだりする習慣だ。しかしおそらく24時間365日体制の文化は、この数十年でひとりの食事が定着した原因であるとともに結果でもあるのだろう。ひょっとしたら、スナック食品は、ひとりで食べたい、あるいは出先で食べたいという私たちの欲求や願望によって作り出されたのであって、その逆ではないのかもしれない。ひょっとしたら食を楽しむことへの罪悪感が、人と接する長期的な快感から私たちを遠ざけているのかもしれない。私たちはあわただしく食事をするくせに、満足するものより安くて早いもののあふれる世界を嘆く。よりよい感情の健康につながる食事と実際の食事との間に、認知的不一致があるのだ。

ひとりでの食事が常習化すると健康上のリスクにつながる。食事をほとんどひとりで取る人は、心臓病のリスクが高まる。1日に2回ひとりで食事する人は、体重や食べる内容にかかわらず、メタボリックシンドロームになるリスクが非常に高い。

イギリスでは、「ザ・ビッグ・ランチ」と呼ばれる国家的な取り組みが進行中だ。これは人と一緒に食事を取ることを推奨し、一緒に食事を取ることの利点について研究するものだが、人と一緒に食事する機会が多いほど、自分の生活に幸福感や満足感が得られる、つまり日本人の「生きがい」〔海外で、人生の意味を追求することを指す言葉だと解釈されている〕という意識につながる、という結果が示されている。オックスフォード大学とイギリス政府の共同で行われた「ザ・ビッグ・ランチ」の研究は、「パンを分ける　親睦を深める食事の機能」と題した論文で発表され、ごちそうであれ軽食であれ、一緒に食べると幸福感が増すと結論づけている。この研究は一緒に食べることと、幸福感、共同体とのつながり、人生への満足感との関係に着目した。調査に対する回答は、一緒に食事することで社会的な絆が大いに深まることを示し、「人間はまさに一緒に食事をするために進化してきたのかもしれない」とまで報告している。

人と食事をすることで気分が高揚する傾向は古代からあった。焚火の周りに座って食べものを分け合い、生きる意味について語り合うという、人間の原始的な性質に基づいたものだ。人類学者リチャード・ランガムが著書『火の賜物　ヒトは料理で進化した』〔依田卓巳訳。NTT出版。2010年〕で述べているように、何千年にもわたり、一緒に食事することは私たちのDNAに刷り込まれてきた。食物をめぐって自然発生的に起こってきた食の儀式には、際立って人間的なものがある。「料理の影響が……どれほど深く私たちのDNAに焼きついているかは、誰にもわからない」

考古学者のマーティン・ジョーンズも同意見だ。彼は2007年の研究論文で、「現生人類の脳に特有な能力のおかげで、炉の周りに集まって語らい食物を分け合うという、非常に独特な行動パターンが生まれた」と述べている。一緒に食事をする人々は、食前に感謝の祈りを唱えるといった儀式を行う場合が多い。そして食の儀式はよりよい食事を取るのに役立つ。第2章でも触れたが、食の儀式を5日間行うと、被験者はより健康によい食べものを選び、摂取カロリーを減らすようになったという研究報告がある。儀式を加えることで自制心が高まり、よりよい選択につながったというエビデンスも複数ある。

食べものは優先順位を知るための手段であり、人と食事する機会を増やすということは、優先順位を見直すことを意味する。仕事を続ける代わりに一緒に食事を取る、あるいは車内で何かをつまむ代わりにちょっと休憩して誰かと一緒におやつを食べる、夕食に間に合うように帰宅することを優先する、といった具合に。自分たちが作り上げた社会がどんな様子かを語り合いながら、テーブルを囲んで一緒に食事をするほど人間らしいことはない。

私はひとりでいることが病的だとは思わない。ひとりでいるのは好きだし、ひとりのほうがいいと思うことも多い。レストラン経営者のダニー・マイヤーが以前語っていたのだが、彼のレストランでひとりで食事している客は、最高の賛辞を贈ってくれているようなものだという。このレストランを愛し、自分を癒すためにやって来るからだ。ひとりで落ち着いて食事をすることは、すばらしいセルフケアになりうる。私がときどきあえてひとりで食事をするのは、論理的にも感情的にもあまりに込み入った状況にあって、人と食事できないからだ。人と一緒に取る食事がすべてすばらしい体験になると言うつもりもない。人間関係すべてに言えることだが、それは誰と食べるかによるのだ。アメリカの2016年の感謝祭で一番のジョークは、政治についての会話があまりにも白熱したので、夕食のテーブルにナイフを出せなかった、というものだ。しかし精神的安定をサポートするために食べるなら、大切なのは完璧な食事ではなく、パターンだ。毎度毎度誰かと一緒に食べる必要はない。週に1回、特別な食事を人と一緒に取ってみて、どんな感じがするか様子を見てみよう。

スカイプやズーム、フェイスタイムといったデジタルな環境で誰かと食事をしても同じ効果が得られるかどうかは、ほとんど研究がなされていない。多くの人々が今行っている、ネットで食事を選ぶような環境よりもよい結果を生むのだろうか。アンディ・ウォーホルはかつてこう言った。「私のような人たちのためにレストランチェーンを始めたい……食事を受け取ったらトレーをブースに持って入り、テレビを見るんだ」。ミシュランの星つき料理の宅配やカーブサイドデリバリー〔客が店の前まで商品を取りに行く形式のデリバリー〕、そしてストリーミングメディアのおかげで、ウォーホルの夢は望めば実用化されると思う。しかし長期的な感情の健康を優先するのなら、もっとよい生き方があるだろう。

第3章　腸内微生物叢の最新研究

「すべての病は腸から始まる」
ヒポクラテス

「壊れやすいもの、液体、腐りやすいもの、危険性のあるもの」

私は合衆国の郵便で送れないものについて、郵便サービスのガイドラインをオンラインで調べていた。送ろうとしているのはプリペイドラベルのついたプラスチック封筒で、舗道沿いにある標準的な青いポストに入るくらいの厚さだ。それを販売した会社は、腸内微生物叢の検査はすべてアメリカの郵便で送ってもらっているので大丈夫だと請け合ってくれた。それでも私は不安だった。封筒には私の便のサンプルを入れた小型容器が入っているのだ。

健康増進のために400ドル使えるとしたら、あなたは何を買うだろうか。この封筒に入っている家庭用腸内微生物叢検査キットの購入を検討していたとき、私はさんざん悩んだ。腸内微生物叢についてわかればどんな利点があるのか、販売会社はいろいろと謳っている。その人に合った食品を提案できる。現在の健康状態がわかり、将来どうなりそうなのかを予測できる。個人に合ったサプリメントを特別に処方できる、などなど。

私が手にした400ドルの検査では、約6週間後にそういった助言の書かれたレポートが返ってくる。しかし食事プランのサブスクリプションやサプリメントその他の商品は別料金だ。

私が検査キットを購入したのは、腸内微生物叢で起こることが精神的安定に影響を与えるというエビデンスが山ほど出てきたからだ。次のような報告である。

○プロバイオティクス（善玉菌を含むサプリメント）を1か月間食べた被験者は鬱病が改善し、プロバイオティクスを食べなかった人に比べ尿中のコルチゾールの値が低く、体内でコルチゾールがあまり生成されなかったと考えられる。

○不安症と診断された患者は、潜在的に病害菌が過剰に存在することが多く、不安症でない人とは腸内微生物叢が大きく異なる。

○醗酵食品を食べることと、神経症的傾向の強い人々の社会不安が低減することには関連がある。

腸内微生物叢は、薬の代謝や薬の使用に影響を及ぼし、薬の効果にも影響する。そしてさらなる治療法として食品を加えることが有効である可能性も示してくれる。細菌のなかには薬を活性化させるものと不活性化するものがある。また実際に薬を貯め込んで効果をなくしてしまう細菌もある。

さらに多くの研究が進行中で、新たな腸内微生物叢の発見が頻繁にニュースになっている。そこで私は、自分の微生物叢の状況がわかれば、健康に役立つのではないかと考えたのだ。その時々の自分の体の状態を正確に把握し、個人的なニーズに対処することをプレシジョンヘルスと言うが、これは最近巨大産業に成長している。過去10年間だけでも、歩数や心拍数、睡眠サイクル、血圧を記録する個人用の健康機器が爆発的に増加している。また精密医療の研究者は、個人の状況に合わせたきめ細かい治療を提供できる見込みは大いにあるとしている。

報告書を開けば自分の健康のために具体的に何をすべきかが正確にわかるなら、なんとすばらしいことだろう。体はひとりひとり違うし、自分の体の癖については誰もが知りたいだろう。私はすでにこの会社にキット代とサンプルの検査代として400ドルを支払っていたので、ポストに行って封筒を投函した。プレシジョンヘルスの検査をしてもらっても不都合なことなんてないわよね、と思ったのだ（もっとも、私の知人は自宅でできるDNA検査で先祖について調べたところ、DNAデータベースで、それまで知らなかった異母兄弟だか異父兄弟だかが見つかったという。でも腸内微生物叢検査でそんな兄弟が見つかる可能性はないので、私は検査を受けることにしたのだ）。

私はこういった科学が自分にとって具体的にどういう意味を持つのか、知りたかった。自分の腸内にどんな細菌や微生物がいるのかを特定でき、その情報を自分の健康にどう役立てられるかがわかると思うと、わくわくした。検査会社のウェブサイトには、腸内微生物叢に応じた食事をしたおかげでエネルギーと活力が得られたという顧客からの感謝の声が掲載されている。また、腸内微生物叢を検査した結果、特定の食べもの、たとえばアボカドを食べないよう指導された人が、それ以外は何も変えない生活をしてかなりの減量に成功した、といった話も掲載されている（その人たちはアボカドを食べすぎて太っていたのかもしれないが）。

そこで私は、自分の検査結果を知り合いの腸内微生物叢研究者数名に送ることにした。自宅での検査について、感想を聞いてみたいからだ。この検査で私は科学に裏づけられた、私に特化した実用的な助言を受けられるのだろうか。

検査結果について話す前に、なぜ最近の腸内微生物叢研究が、1000にもおよぶ新規事業を立ち上げるほど説得力に満ちた科学なのかを見ていこう。健康的な腸内微生物叢は精神的安定に重要と思われるし、食べものは健康な腸内微生物叢のために重要だ。

腸内微生物叢の基礎知識

「腸内微生物叢」とは、消化管に生息している数兆個の微生物の集合体だ。その多くは大腸に生息しているが、食物が通過する消化器系の空洞器官すべて、つまり口、食道、胃、小腸、肛門に微生物は存在する。

大腸は「結腸」とも呼ばれるが、おそらく早い段階で、賢明にも誰かが「結腸」微生物叢では盛り上がらないと判断したのだろう。大腸はたんなる「腸」とも呼ばれる。それに微生物の活動はほとんど大腸で行われる。ゆえに人が「腸」と言う場合には、混乱する可能性があるので、何について話しているのかを必ず確認すべきだ。ここでは、大腸のことは「大腸」と呼び、「腸内微生物叢」と言えば、消化管に生息するすべての微生物を指すことにしよう。

腸内の微生物ひとつひとつは顕微鏡でなければ見えないほど小さいが、ひとつにまとめると重さ1・3キロほどになる。科学者たちは、消化管内の微生物の構成はだいたい次のようになると考えている。

○細菌、古細菌、原虫（3種類の単細胞微生物）
○菌類（多細胞微生物）
○ウイルス（宿主の細胞を乗っ取ることによって繁殖する）

人は微生物、とくに細菌やウイルスと聞くと、健康に悪影響を及ぼすと考えがちだ。しかし細菌やウイルスも含め、特定の株や微生物の群は腸に非常に有益で、精神的安定にも有益だという報告がある。

腸内微生物叢は日常生活に大きな影響を与えるため、腸内微生物叢を「新たに発見された臓器」と呼ぶ科学者もいる〔臓器とは、集合的に働いて特殊な機能を果たす組織の集まりで、心臓や脳のように敬称を与えられた器官である〕。微生物はコミュニティを形成してともに働き、微生物なしでは人間にはできない機能を果たす。微生物は人類よりも前から存在し、人類とともに進化してきた。それぞれの微生物は個々の遺伝子プロファイル〔特定の遺伝子の発現と遺伝子変異に関する情報〕を持ち、これらの微生物の遺伝子は人間の遺伝子の作用に影響を与えることができる。

人間の遺伝子は遺伝的特徴を決定する情報を持っている。ヒトゲノム（人間を構成しているすべての遺伝子）は人間の設計図のようなものだ。今日、腸内微生物叢の研究が盛んに行われているのは、ひとつには世紀の変わり目にヒトゲノムの解読という大規模な科学プロジェクトが始まったことも関係している。

世界の一流科学者の多くは、ヒトゲノムに含まれる遺伝子の少なさに驚いた。ミバエのゲノムより25パーセント多いだけなのだ。人間は個人差が大きいので、研究者たちは個々の遺伝子の違いが私たちの多様性の主原因だろうと仮説を立てていた。

しかし実際は、人間はゲノムの99・9パーセントが共通していて、私たちの設計図と、トム・ブレイディ〔アメリカンフットボールの選手〕やリル・ナズ・X〔ラッパー〕の設計図では0・1パーセントしか違いがないことがわかった。遺伝子は私たちが人生をどのように経験するかについての物語の一部だが、遺伝子が物語のすべてではない。

個体間の遺伝的違いがわずかであることに研究者たちが気づいたのと同じ頃、神経科学者は異なる腸内微生物叢を持つマウスが異なるレベルの不安を示すことに気づいていた。たとえばアイルランドのストレス神経生物学者で、現在は栄養精神医学に深くかかわっているジョン・クライアンは、2008年に、幼少期にトラウマを抱えた動物の腸内微生物叢は他の動物と異なると発表している。幼少期にトラウマを抱えた動物はのちに精神的な問題症状を見せる場合が多く、また過敏性腸症候群といった腸の問題も頻繁に発生したという。

2010年代初頭には、動物のストレス反応が働いたり脳が適切に発達したりするためには、腸にある種の微生物が存在しなければならないという研究結果がいくつか発表された。微生物の変化は動物の脳内の化学成分と行動の両方に影響を及ぼす。「ヒトゲノムは人体に存在する遺伝子のごく一部です」とカリフォルニア大学サンフランシスコ校の腸内微生物叢研究者ピーター・ターンボーは言う。「微生物の細胞は、人体の組織を構成する細胞とは根本的に異なります」

多くの研究者が、遺伝子の研究から人体に生息する微生物の変動の研究に目を向けるようになった。もし私たちが99・9パーセント同じなら、そしてもし私たちがみな脳の機能に影響を与える微生物を持っているなら、私たちがこれほどまでに異なる理由のひとつが微生物なのかもしれない。アメリカ国立衛生研究所は早くからこのことに気づいていた。ヒトゲノム解読完了を宣言して数年経った2007年、国立衛生研究所はヒトゲノム計画の成功をモデルにして、体内の微生物の謎を解く「ヒトマイクロバイオーム（微生物叢）計画」に着手した。

腸内微生物叢は指紋と同じで、人によって異なる。腸内微生物は人が生まれた瞬間から生息し始める。子宮内では腸は無菌状態で微生物はいないと研究者は考えている（まだはっきりしてはいないが）。経膣分娩の赤ちゃんは母親の産道から微生物を取り込むが、帝王切開の赤ちゃんは出生直後には微生物があまり多様でないことが多い。成長後のストレス反応にそれがどう影響するかについては、研究が進行中だ（息子を帝王切開で出産した私としては、これ以上罪悪感を覚えたくはないのだが）。問題は、精神的安定をサポートするために微生物叢を変えることができるのか、だ。

インドの健康な人とアイスランドの健康な人では、腸内微生物叢がまったく異なる。異なる食べもの、環境、その他の要因が関係しているからだ。さらに腸内微生物叢は毎日少しずつ変化する。腸内微生物叢に影響を与える要因には次のようなものがある。住んでいる場所に特有の微生物、前の晩にどれだけよく眠れたか、前日に運動をしたか、薬を飲んだか（有益・有害を問わず腸内の多くの細菌を殺してしまうもの。抗生剤とは限らない）、年齢、ペット、ガーデニング、同居人、セックス、遺伝子などだ。感情も腸内細菌に影響を与える。2020年のキュレウス誌のメタ分析によると、「個人が経験したストレスが、腸内微生物叢の多様性と組成を決定づける」という。

研究者たちは「健康な」微生物叢などないと考えている。完璧な食事に憑りつかれた私たちにとってはほっとする話だ。このことは微生物の総数と、体内に存在する微生物の種類の両方にあてはまる。腸内に生息できる細菌はわかっているだけで約1000種類に及ぶ。消化管内で生きている間に、微生物自身が人間の遺伝子の発現を左右するなど、人生に多くの影響を与える物質を作っている可能性もある。

とくに腸内細菌は、体内の炎症を防ぐ短鎖脂肪酸を作るのに役立っている。慢性的な炎症（後述する）は感情の健康に深刻な影響を及ぼす。そして慢性的炎症はさまざまな遺伝子の活性度にも影響を及ぼす可能性がある。

現在ほとんどの腸内微生物叢研究は細菌に焦点が当てられている。体外でもペトリ皿で細菌を培養する方法がわかっているからだ。そして科学の世界では、できることを研究する。繁殖するための宿主が必要なウイルスを研究するのは難しいのだ（もっとも、研究者たちは体外での培養が難しい細菌もあることを発見している。腸は細菌にとって豊かでとても魅力的な環境なのだ）。ゆえに多くの研究者と同様に、私たちも細菌について論じるのが主となる。

この研究は食べものと精神的安定の関係に興味を抱いている人にはわくわくするもので、気分がさえないのは遺伝のせいかもしれないと思い悩んでいた人には少しほっとするものだ。遺伝子は変えられないが、微生物叢は変えることができる。そして微生物叢をもっとも早く、着実に変えるのは食べものだ。

腸内微生物叢と精神的安定

脳と腸は互いに信号を送り合って、感情、気分、意思決定に影響を及ぼしている。この腸と脳の双方向通信システムは、腸脳ループ、あるいは腸脳軸と呼ばれている。互いに送り合うメッセージは、体内にいる微生物の種類によっても決まる。

2019年のドイツの研究では、中枢神経系、および内分泌系によるホルモン生成に腸内微生物叢が与える影響を調べるための巧妙な研究デザインが考案された。これまでみてきたように、神経系では知覚情報が加工されて思考や感情になる。腸内に生息するある種の細菌は、ストレス反応とコルチゾールの生成を抑えることがわかっている。この研究では「とくにストレス、気分、不安、認識といった領域での人間の行動を改善するのに役立つ」方法に目を向けたいと考えていた。

ドイツの研究者たちは、コンピューターの単純なボールゲームを使って、腸内微生物叢が社会的意思決定にどう影響しているかを調べた。研究者たちはMEG（脳磁図）と呼ばれる、脳を研究するための新しい技術を使った。機能的MRIと同様に、MEGは脳の活動をたどる。だが機能的MRIでは被験者が完全に静止していなければならないのに対し、MEGを使えば被験者は動き回ることができる。

この研究の場合、動き回れることが重要だった。プロトコルはこうだ。4週間の試験期間中、被験者は全員、プロバイオティクスやプレバイオティクスの入った食品やサプリメントを食べないよう指示される。そして避けるべき食品の詳細なリストを手渡される。被験者の半数は細菌のビフィドバクテリウム・ロングムの入ったサプリメントを毎日与えられる。これはヨーグルトやケフィア、ザワークラウトといった醗酵食品によく含まれている菌だ。残りの半数には毎日プラセボのサプリメントが与えられる。試験はランダム化二重盲検法によって実施された。

被験者はまた、MEGで脳スキャンされながら、サイバーボールと呼ばれるゲームをする。サイバーボールは単純なボール投げゲームで、被験者と、被験者が他のプレイヤーだと考える者との間で行われる。しかし「他のプレイヤー」というのは、コンピューターのプログラムだ。ゲームのさまざまなコンポーネントの速度、色、サイズを変えることによって、弱い者いじめや偏見や仲間はずれを疑似体験するプログラムを作ることができる。

ドイツの研究では、ゲームの目的はすべての被験者に社会的排斥と拒絶を経験させることだった。進化するうえで、社会的排除と拒絶は生存に対する脅威だったので、脳はいまだにこういった感覚にとくにストレス反応を示す。被験者は3人でボール投げゲームを行う。被験者は投げる順番はランダムだと考えている。しかし他のふたりの「プレイヤー」は、じつは被験者を排除するためにつくられたプログラムである。ふたりの「プレイヤー」はボールを自分たちだけで投げ合い、被験者をほとんど排除した。

もしあなたがゲーム（もしくはほかの何か）から排除された経験があるなら、それが非常に大きなストレスになりうることを知っているだろう。遊び場で仲間はずれにされるのは最大の悪夢だ。中学時代に戻って、休憩時間にふたりの友人からあなたとはもう遊びたくないと言われたようなものだ。波乱に満ちた子ども時代（あるいは大人時代）の記憶がよみがえり、非常に傷つく。心は何が起こっているのかを解明しようとし、さまざまな認知の歪み〔同じできごとに遭遇した際に歪んだとらえ方をすること〕に陥ることも多い。こういった認知の歪み、つまり自分は嫌われている、自分にいけないところがある、仲間はずれにされるのは恥じるべきだ、彼らはいやな奴らだ、といった気持ちは、目の前にある事実とは無関係である場合が多い。脳がそういった結論にたどり着くのは、仲間はずれにされた経験や感情的な推論が引き金になるからだ。それについて今考えるだけでも、ちょっとしたストレスになる。

すべての被験者に、ゲームに誘導されたストレス反応を示す脳の変化が見られた。しかしゲームの間、ビフィドバクテリウム・ロングムを摂取した被験者の脳に現れたストレス反応は小さかった。さらに、そういった被験者は静止時のストレスレベルも低く、研究者はこの菌が「ネガティブな感情の抑制に関与している可能性がある」としている。ゲームは誰にとっても同じだったが、ビフィドバクテリウム・ロングムには、ボールに触らせてもらえないことに対するネガティブな反応を軽減したり取り除いたりする効果があった。この菌は潜在的にネガティブな感情体験をニュートラルなものにしたのだ。

2021年、ジョン・クライアンの研究室は、ある研究結果を発表した。食べものと気分に関係があることを初めて示したランダム化試験（フェリス・ジャッカの2011年のSMILES試験）をもとに、良質な腸内細胞が育つ食物繊維と醗酵食品をさらに増やし、地中海食を強化して行われた研究である。試験はかづて栄養状態が悪くストレスを受けていた人50人を対象に、1か月間実施された。不安、ストレス、鬱の症状は、被験者が微生物を強化する食事を取ったのち、軽減した。クライアンは言う。「社会脳〔脳のなかで社会的認知能力に重要な部位〕は微生物叢の変化に非常に敏感なのです」

科学界の倫理基準を考えると、科学者は人間の脳の活動を追跡するよりも、動物の絶え間ない脳の活動を追跡するほうが容易だ。いくつかの重要な動物実験から次のようなことがわかっている。

○不安症患者の微生物叢を健康なマウスに移植したところ、マウスはその後、強制水泳試験で簡単にあきらめるなど、ストレス行動を見せた。
○マウスに善玉菌であるラクトバチルスを与えたところ、不安を制御する神経伝達物質のGABAを受容する細胞の数が増加した。
○英国で416組の双子を調査したところ、ある特定の細菌の株が肥満体の人よりもやせ型の人に多く見られた。その細菌をマウスに移植したところ、マウスの体重が減少した。

○微生物叢を持たない、いわゆる「無菌マウス」は脳の構造が異なり、典型的な微生物叢を持つマウスとは行動も大きく異なる。脳疾患も無菌マウスの場合は急速に進行する。ＡＬＳ（筋萎縮性側索硬化症、ルー・ゲーリック病）の症状を改善する微生物もあれば、悪化させる微生物もある。無菌マウスの扁桃体（脳の感情中枢）は大きく、気分を制御する腸内細菌がいないことを補っている可能性がある。
○マウスを使った２０２２年の研究によると、腸内微生物叢は脳の可塑性に影響を与える。
○健康なマウスの微生物叢をストレスを受けたマウスに移植すると、ストレスを受けたマウスの不安症状が軽減した。また、ストレスを受けたマウスの微生物叢を健康なマウスに移植すると、健康なマウスは、迷路の特定の領域を避けるなど、不安症状を示すようになった。鬱症状のあるマウスに健康な微生物叢を移植すると、その炎症プロファイルも減少した。
○鬱症状を示すマウスにプロバイオティクスのラクトバチルス（ヨーグルトに含まれる）を与えたところ、鬱症状が消えた。
○肥満体の人の微生物叢を健康体重のマウスに移植すると、マウスも肥満体になりやすい。
○統合失調症患者の微生物叢を健康なマウスに移植すると、統合失調症の症状を示すようになった。
○ミバエの腸の微生物は、ミバエの食物選択に影響を与えた。微生物叢に特定の細菌を持つミバエは、タンパク質を多く食べる。研究者がミバエの微生物叢を変えると、ミバエは砂糖を多く食べた。

ある実験では、ストレスを受けたマウスに抗鬱・抗不安薬のレクサプロを投与した場合と、善玉菌のサプリメントを与えた場合とで効果を比較検証した。研究室で科学者は、迷路に入れるといった当惑させる課題を与えることでマウスにストレスを生じさせる。ストレスの影響は、強制水泳試験といった持久力試験によって測定できる。ストレスを与えられたマウスは、レクサプロを与えられるか、鬱病や不安症の症状を軽減すると言われるふたつの細菌（ビフィドバクテリウム・ロングムとラクトバチルス）を与えられるか、または何も与えられない。それからマウスに強制水泳試験を行う。ふたつの細菌、あるいはレクサプロを与えられたマウスは長く泳ぎ、同様の効果が見られた。これらのマウスは抗鬱剤も細菌も与えられなかったマウスに比べ、ストレスホルモンの分泌が少なかった。

メンタルヘルスに必要な脳内化学物質、つまり気分と感情を制御するドーパミンやセロトニンといった神経伝達物質の生成は、腸内細菌にも助けられている。体内のドーパミンの約半分、セロトニンの90から95パーセントが腸で作られる。ある種の腸内フローラはセロトニンその他の神経伝達物質の生成を促す。セロトニンの欠乏は、トリプトファンやビタミンB6といった、セロトニンを作るのに必要な食物を十分摂取しないことで引き起こされる。

腸内微生物叢は感情の健康に影響を及ぼす多くの体の機能を制御する。消化と代謝、食べものからカロリーと栄養を引き出すこと、免疫システムの調整、悪玉菌の退治などだ。

脳と腸はどのようにつながっているか

私たちは脳について完全に理解しているわけではないし、今後もけっして完全には理解できないだろう。しかし脳と腸が通信し合うための神経系のいくつかのメカニズムについてはわかっている。研究のふたつの主領域は、腸管神経系と迷走神経だ。では自律神経系の一部であるこれらについて見ていこう。

腸管神経系

消化器官には独自の神経系があり、それが脳と連絡を取り合う。そして腸内微生物叢がそこに影響を与えることがある。

ここで体の高速伝達システムである神経系について簡単におさらいしておこう。根元でふたつの幹に分かれている木を想像してほしい。ひとつの幹は脳と脊髄からなる中枢神経系（ＣＮＳ）だ。もうひとつの幹は末梢神経系（ＰＮＳ）で、ここには基本的に中枢神経系以外の神経が存在する。

次にPNSの幹が小さな枝に分かれているところを想像してほしい。そういった枝のひとつが、PNSのなかでも自律神経系（ANS）と呼ばれる部分だ。その名の通り、ANSは呼吸や心拍や血圧など、考えることなく自動的にものごとを行う。そしてANSの枝から離れたところに、腸管神経系（ENS）と呼ばれる、神経系の非常に特別な部分がある。

ENSは消化器官の神経系で、自発的に動作する特別な存在だ。実際、脳から独立して機能できるニューロンを持つ、PNSの唯一の部分なのだと研究者は言う。しかしENSはつねに脳と直接コンタクトを取ってもいる。

それはENSが、食道から肛門に至る消化器官の壁に埋め込まれたニューロンでできているからだ。ENSは神経伝達物質を通じて連絡を取り合う。そしてENSには脊髄の5倍、約5億個のニューロンがある。

ENSはよく「第2の脳」と呼ばれる。脳から独立しており、第1の脳にこの神経ネットワークが影響を与えるからだ。ENSは脳からメッセージを受け取るだけでなく、消化管全体に独立して作用するニューロンからメッセージを送り返す。

腸にも脳にも見られるニューロンが、人間の他の細胞とは形が異なることを思い出してほしい。ニューロンはでこぼこした根のような構造をしている。ひとつのニューロンの根が別のニューロンの根と出会う場所をシナプスと呼ぶ。ほとんどのシナプスは「化学」シナプスで、これはニューロン間で情報を伝達するのに化学物質（神経伝達物質）を使うことを意味する。一部の神経伝達物質は、これまで述べてきたように腸で作られ、食べるものの影響を受ける。

ＥＮＳから送られるメッセージは脳の可塑性、神経伝達物質の生成、そして行動にまで影響を与える。何が公平で何が不公平か、あるいはストレスが多いか少ないかを判断する際、もとになっているのは腸が脳に送ったメッセージだ。そしてそういったメッセージは食べものによって変わる可能性がある。

迷走神経

迷走神経は、消化器官と脳を直接結ぶ神経の束だ。脳神経のひとつで、頭蓋骨の開口部から直接出入りする神経を意味する。この脳神経は12本しかない。迷走神経は脳神経のなかでもユニークな存在で、脳から腸へ、そして腸から脳へと情報を伝達する双方向の高速道路のようなものだ（ＥＮＳと同様）。

迷走神経は気分の制御に重要だということがわかっている。研究では、迷走神経に直接届く刺激を求めて、マウスはレバーを押すという。このことから、迷走神経の刺激は、他の感覚的な手がかりとは無関係に、ある種の喜びや報酬を与えてくれるのだということがわかる。迷走神経を刺激するだけで、マウスの脳でドーパミンの分泌を増加させることができるのだ。

迷走神経を刺激すると、心を落ち着かせることもできる。1世紀前には「オルダーマンの耳さすり」と呼ばれる、外耳道のちょうど上の部分をマッサージしてリラックスさせる方法があった。

現在では、外耳が直接迷走神経につながっていることがわかっている。迷走神経に刺激を与えるのは、今ではＦＤＡも承認した鬱病治療法であり、抗炎症作用があることも証明されている。また、迷走神経はマインドフルネスのトレーニング中にも活性化される。

食べものとメンタルヘルスの関係を研究する者たちは、迷走神経に大いに注目している。迷走神経には多くの受容体があり、こういった受容体の特性を明らかにしようとする研究に力が注がれている。迷走神経線維のいくつかの受容体は、腸内微生物叢が発信する信号の分子と一致することがわかっている。科学者たちはこのマッチングシステムについての理解を深めようとしている。鬱病や不安症を引き起こす信号の伝達をシナプスでブロックする方法があるかもしれないからだ。

研究者たちは動物の迷走神経を切断して気分や脳への影響を調べている。善玉菌がストレスの制御に効果を発揮するという研究を思い出してほしい。そう、研究者たちはその研究を再現したわけだが、今回はマウスの迷走神経を切断してみた。迷走神経がもはや脳につながっていない状態では、善玉菌のラクトバチルスはストレス反応を減らす働きを見せなかった。さらに、迷走神経が切断されると、ニューロン新生の能力に支障が出た。各ニューロンは最大４万の接続部を作ることができるので、その維持は重要なのだ。

さらに、迷走神経終末は腸内分泌細胞（「腸の知覚細胞」）を使って腸内微生物叢と連絡を取り合う。腸の粘膜にあるこれらの腸内分泌細胞は、迷走神経線維に働きかけて、腸内微生物が発した信号を伝えるのを助ける。腸内分泌細胞は1000分の1秒で迷走神経と連絡を取り合うことができる。これは瞬きより速い。

神経科学はこれまで、高度な意識機能が生じる大脳皮質（脳のハンドモデルの、4本の指の部分）に注目することが多かったが、迷走神経の重要性についての研究が進んだことから、脳幹への関心も高まっている。神経科学者のマーク・ソームズは著書『意識はどこから生まれてくるのか』（岸本寛史、佐渡忠洋訳。青土社。2021年）で次のように述べている。脳幹はそれ自身が神経の非常に絡み合った中心部分で、「意識が生まれる場所で、心の隠れた源泉で、本質の源である」。脳幹に注目しないと、私たちは迷走神経にからむ感情、快感、願望、欲望といった根本的な原動力を無視してしまう恐れがある。私たちは理性に訴えてケーキを食べるのをやめようとするが、「もっとケーキを食べたい」という欲求に駆り立てているのは、脳のまったく違う部分の可能性がある。

改めて言うが、ENSと迷走神経は食べものと気分を関係づけるメカニズムで、それは腸内微生物叢以外の要因にも影響される。そしてENSや迷走神経に加え、体内のどの構造が腸と脳をつなぐかについて、多くの研究が進められている。その研究は私たちが生きている間、ずっと続いていくだろう。では今、私たちに何ができるだろうか。ひとつ言えるのは、腸内微生物叢をサポートするために食事のパターンを改善することだ。

食べもので腸内微生物叢をサポートする

食べものという材料をエネルギーや栄養として使えるように加工する工場、それが消化器系だと考えてみよう。その過程で食べものが接する微生物は、工場における非常に専門性の高い労働者だ。工場のあちこちでさまざまな作業が続けられ、この極めて専門的な微生物の労働者は生産ラインのいたるところにいる。しかしラインの終わり近くには微生物の専門労働者が大勢集まる部屋があって、工場の他の部分ではできない作業を集団で行っている。大腸がその部屋だ。そこで微生物はほかでは作れないものを食べものから作り出す。

たとえ工場の機械工が働き者だったとしても、製品の質は原料で決まる。すばらしい製品を作り上げられるのは、最高の材料を使う工場だ。微生物は食物を分解する過程で代謝産物（文字通り、代謝の副産物を意味する）を生み出す。代謝産物は中枢神経系の頂点である脳に影響を与え、精神的安定にも影響を与える可能性がある。代謝産物は血流に乗って体の隅々にまで移動できる。血液のなかの小さな分子の半分は細菌の産物なのだ。

上質の材料を使っている工場には、非常に高い技術を持つ労働者が集まってくる。彼らは既存のスタッフと協力して最高の製品を作り出せる。互いに助け合って、ひとりではできないことをやるのだ。

善玉菌を含む食品、つまりヨーグルトのような醗酵食品を食べると、善玉菌の一部が大腸に入る。その菌は大腸に永遠にとどまるわけではないが、消化器官に以前から生息していた菌と一緒に働いて、体が食べものから作り出すものをさらによいものにする。ゆえに醗酵食品は上質な原料と腸の専門的な労働者の両方を含んでいることになる。二重の利益があると言えよう。

異なる微生物は異なる物質を作り、異なる遺伝子に働きかけるし、食べものの使い方も異なる。食べものはホルモンと神経伝達物質に影響を及ぼし、ホルモンと神経伝達物質は感覚と感情に影響を及ぼし、感覚と感情は何を食べるかに影響を及ぼす。体内のあらゆるものがつながっており、システムとなって循環していると考えられる。わかりやすく説明しよう。腸はコルチゾールと血糖の重要な調整器官だ。これまで見てきたように、コルチゾールは恐怖と怒りを高める原因であるとともに結果でもある。血糖値の高低は短期的にも長期的にも気分に影響を及ぼす。たとえば高血糖だと、海馬のストレスに対応する能力が低下する。よりよい材料はよりよい物質につながり、より良好な感情の健康は賢明な材料選択能力につながる。

この腸と脳のつながりがどのように起こるかについては、わかっていないことが多い。しかし食物摂取と食事パターンの改善、つまりよりよい材料を体に入れることが、メンタルヘルスの向上に関係しているのは確かだ。体内に生息する微生物の種類と数は、食べるものに大きく左右される。そして食べるものの選択に体内の微生物がかかわっているという研究報告もある。体はシステムなので、そのつながりは循環的であるとともに複雑だ。

多様性は複雑な生態系の強みだ。一般的に、腸内の有益な微生物が多様であればあるほど、腸は強くなる。腸内微生物叢が多様化するほど、健康状態が良好になることがいくつかの研究でわかっている。そして腸内微生物叢の多様性には、食事パターンも影響を及ぼす。

具体的にどのタイプの細菌が有益かどうかを調べる研究もある。より有益な細菌が発見されれば、どうすればその細菌をより多く摂取できるだろうかと誰もが考える。これが「スーパーフード」の魅力だ。たとえばホウレンソウをたくさん食べれば、何もかもがうまくいく、というようなものだ。しかしそれは微生物の多様性がどのように機能するかとは話が違う。

トリプトファンはオーツ麦やナッツ、チーズ、そして（ご存じの通り）七面鳥などに含まれるアミノ酸だが、人間の体では作り出せないので、食べて摂る必要がある。トリプトファンを摂取すると、さまざまな微生物がそれを使ってさまざまな働きをする。トリプトファンをセロトニンに変え、腸内に貯える微生物もいる。しかし有益でない微生物が、トリプトファンをキヌレニンという物質に変える場合もある。この物質は炎症を引き起こし、精神疾患にも関与している。それゆえ、「トリプトファンをたくさん摂取しろ」とは言えない。摂取した栄養素が体にどう処理されるかは、体内に生息する微生物の影響を受ける。そしてそれはシステム上、私たちが食べるものの影響を受ける。そういうわけで、ホールフードが腸内微生物叢に与える恩恵をすべて再現するスーパーサプリをすぐに作り上げるのは無理な相談だ。

アメリカン・ガット・プロジェクトの研究によると、週に30種類以上の植物性食品を食べた人は、週に10種類の植物性食品を食べた人よりも、微生物が多様だという。カリフォルニア大学サンディエゴ校の微生物研究者、ロブ・ナイトによると、腸内微生物叢の多様性は、抗生剤の使用よりも、多様な野菜を食べないことの影響を強く受けるという。抗生剤は工場火災のように、その場にいる専門労働者を大勢焼き尽くす可能性がある。だが抗生剤は必要だし、ときには命を救うこともある。鎮火後に工場を再開するためには、火事を減らす努力をするとともに、特別な計画とケアをしなければならない。

多様性こそが目標であって、「完璧な」腸内微生物叢などは存在しない。世界的な研究によると、ホールフードを豊富に食べる人々は、より多様な腸内微生物叢を持つという。先進工業国から離れて暮らす人々は、先進工業国に住む人々よりも腸内微生物叢が多様だ。そして腸内微生物叢の多様性が低いと、全般的な炎症につながり、これについては次の章で論じるが、感情の健康にも影響を及ぼす恐れがある。

さまざまな種類の細菌や、それがどのように連携するか、その効果などについては、まだ多くの研究が進行中だ。しかし腸内微生物叢が食事の影響を受けることは確かだ。今わかっていてすぐに実行できるのは、多様なホールフードを食べて微生物叢の多様性を高める、ということだ。腸内微生物叢をサポートするためにお勧めしたいものがふたつある。プロバイオティクスとプレバイオティクスを含む食品を食べることだ。「プロバイオティクス」は腸の健康に有益な細菌を指す言葉だ。「プレバイオティクス」はある種の食物繊維を指す。プレバイオティクスはすでに腸内に生息する善玉菌の餌となり、そういった菌の働きを活性化させる。プロバイオティクスもプレバイオティクスも耳にしたことがあるかもしれない。それらの利点に関する研究が積み重ねられて、この10年ほどの間に健康のトレンドのようになっているからだ。

プロバイオティクス

プロバイオティクスはある種の食用になる菌で、とくに腸に有益であることがわかっている。「プロバイオティクス」と呼ばれるものは何百種類にも及び、醗酵食品によってその組み合わせもさまざまだ。プロバイオティクスは、それぞれが独自の遺伝子構造を持つ生命体だ。食品やサプリメントのラベルを見ると、プロバイオティクスはCFU（Colony Forming Units〔コロニー形成単位〕）という単位で計測され、その数値はふつう数十億単位である。

プロバイオティクスは非常に有益な善玉菌だ。しかし食品に含まれる善玉菌はふつう腸内微生物叢に永遠にとどまることはない。ほとんどのプロバイオティクスは、季節労働者のように腸内微生物叢を通過していく。食品に含まれる短期滞在のプロバイオティクスは、常駐作業員とも言うべき腸内の微生物と協力することによって、常駐作業員がとどまり、繁殖し、よりよい物質を作れるよりよい作業環境を整えるよう働きかける。

ヨーグルトを食べたからといって、ヨーグルトのなかのプロバイオティクスが自動的に体内に棲みつくわけではないのだ。通常、プロバイオティクスがすでに棲みついている細菌に取って代わることはない。だがプロバイオティクスは大腸にしばらく滞在する間に食べ、消化し、代謝産物を作る。そのすべてが常在する微生物にとって非常に有益なのだ。

醗酵食品は、「生きた培養菌」を含んでいると、とくに有益だ。この言葉がヨーグルトの容器の側面に書かれているのを見たことがあるかもしれない。醗酵は、細菌が糖（果物や野菜に含まれる天然由来の糖を含むあらゆる種類の糖）を分解する自然なプロセスだ。細菌には食品の内部や表面に自然に存在するもの、添加されるもの、または周囲の環境から来るものがある（台所をどんなにきれいにしていても、そこにはたくさんの微生物が存在している）。

醗酵する間に、食品に含まれる細菌は質もタイプも変化する。醗酵は他の物質を生成し、そのなかには別の細菌も含まれる。牛乳がヨーグルトになる際には、乳酸のような有益な代謝物が作られ、私たちの口に入る前から準備が整った状態だ。キャベツを醗酵させて作るザワークラウトには、生のキャベツよりもはるかに多くの乳酸菌が含まれている。食品中の有益な細菌は、私たちが食べることで消化器官に入っていく。

プロバイオティクスが一度食べればOKといったたぐいの療法ならよいのだが、微生物叢は食事パターンを通して構築されるもので、1日ヨーグルトを食べれば一生安心といったものではない。健康的な腸内微生物叢には毎日餌をやらなければならないのだ。そして腸内微生物叢は指紋と同様にひとりひとり異なるので、プロバイオティクスの効果も、体がどう反応するか、プロバイオティクスがあっという間に通過してしまうのか、腸内にもう少し長くとどまるのかなど、人によってさまざまだ。

しかし健康効果を得るためには、こういった微生物が生きていなければだめだ。現在の食品表示法では、死んだ菌のＣＦＵも記載してよいことになっている。一番のお勧めは、こういった食品を食料品店の冷蔵コーナーで見つけて、家の冷蔵庫で保管することだ。善玉菌を保持するために、醗酵食品は醗酵後に低温殺菌しないからだ。ゆえに常温保存はできない。

この醗酵の過程を漬けものと比べてみよう。醗酵も漬け込みも食品を保存するために古来からある製法だ。しかし腸内微生物叢にとっては、醗酵のほうが好ましい。醗酵の過程でより有益な細菌が繁殖するからだ。

漬け込んだキュウリを「ピクルス」と呼ぶことがあるのは、今はちょっと忘れてほしい。「漬け込み」は特定の製法を表し、「醗酵」も漬け込みのひとつのタイプだが、漬け込んだ食品がすべて醗酵食品というわけではない。

漬け込みに酢を使うものもあるが、醗酵には酢は使わない。これはひとつには酢で細菌が死んでしまうからだ。酢が優れた洗浄剤になるのは聞いたことがあるだろう。悪い菌だけを選んで殺すことはできないので、酢に漬け込むと有益な細菌も数多く殺してしまう可能性がある。

ゆえに野菜の酢漬けに、細菌で醗酵した野菜と同じくらい有益な細菌が含まれているとは考えにくい。酢漬けは食品の長期保存に適しているし、実際おいしい。酢漬けを敵視する必要はないし、酢漬けの野菜にもおそらくいくらかは善玉菌が含まれているだろう。とくに生のリンゴ酢（リンゴ酢そのものにも善玉菌が含まれている）を使用した場合はそうだ。しかし腸の健康を考えるのであれば、醗酵食品を選択すべきだ。混乱するかもしれない。醗酵食品は漬けもののサブ集団なので、醗酵した「漬けもの」を買うこともできるからだ。醗酵食品の購入については最終章でいくつか実用的なポイントを挙げておく。

とりあえず今のところは、善玉菌が最終目的地である腸にたどり着くまで生きている食品を選ぶべきだということを覚えておいてほしい。醗酵食品で善玉菌が多く含まれているとラベルに書かれている食品は好ましいと考えられる。選ぶ際は次のような点に留意しよう。

○冷蔵品であること。
○醗酵食品と表示されていること。
○生きた活性培養物、場合によっては特定の菌株を含むと表示されていること。

カッテージチーズを例にとってみよう。食料品店には20種類ほどのカッテージチーズがあるかもしれない。よくあるのは酢を使ったものだが、これは醗酵しておらず、善玉菌がたくさん含まれているとは考えにくい。しかし牛乳に菌を加えて製造した醗酵食品のカッテージチーズもある。醗酵によって作られたカッテージチーズであれば、パッケージにそう記載されているだろう。最近、醗酵食品はとても人気があるからだ。原材料として、醗酵に使用した菌のリストも記載されているかもしれない。醗酵させたカッテージチーズには、無醗酵のカッテージチーズにはない快い味わいがある。

醗酵食品は探す価値がある。醗酵食品と感情の健康の関係についてすでに言及した研究に加え、微生物の多様性が高い人は、とくに食物繊維をたくさん摂取した際に、炎症マーカーが減少していることが確認されている。微生物は食物繊維が大好物なので、これは理にかなっている。そこでプレバイオティクスに話が続く。

プレバイオティクス

微生物とて、食べなければ生きていけない。微生物の餌となるのはプレバイオティクスと呼ばれる食品中の化合物で、有益な微生物の繁殖を助ける。プレバイオティクスは人間には消化できないので、大腸に未消化のまま到達する。腸内微生物叢の活動の多くがここで行われるのはすでにご承知の通りだ。長年にわたり、科学者たちは大腸のおもな仕事は廃棄物の処理だと考えてきた。食べものの消化できなかった部分がすべてここに集まるからだ。しかし今では、大腸の微生物が消化中の「廃棄物」に多くの働きかけをすることがわかっている。微生物はプレバイオティクスを大腸で、健康をサポートする物質に変える。

大腸に棲む労働者とも言うべき微生物は、プレバイオティクスが大好物だ。微生物はプレバイオティクスをむしゃむしゃ食べて短鎖脂肪酸のような有益な代謝産物を作る。これは適切な原材料なしでは作り出せないものだ。そして短鎖脂肪酸が血液中に放出されると、炎症が減少し、精神的安定にも役立つ。

プレバイオティクスの代表格は、タマネギやニンニクに含まれる水溶性食物繊維だ。「水溶性」食物繊維とは、まさに繊維が水に溶けることを意味する。人間は水溶性食物繊維を消化できないので、微生物がそれを食べる。他のプレバイオティクスも科学界では確認されているが、もっとも研究が進んでいるのが水溶性食物繊維だ。プレバイオティクスを食べれば、有益な腸内微生物に餌を与えることになる。1323人のPTSD患者を対象にした2021年の研究によると、毎日平均2、3種類の食物繊維を摂取した被験者は、PTSDの症状が軽減したという。別の研究では、被験者にプレバイオティクスを与えたところ、ストレステスト中のコルチゾールレベルが低く、摂取しなかった被験者に比べポジティブな情報に注目するようになった。

微生物叢の善玉菌は、腸の粘膜を保護することによってメンタルヘルスのサポートもしてくれる。腸の粘膜は、腸の内容物と腸の外を循環する血液の間でバリアーの役目を果たす。消化器官内には、食物の分子や細菌など、血流に漏れ出しては絶対に困るものがあり、腸粘膜がそれをなかにとどめてくれている（毒素が漏れ出した状態は「リーキーガット症候群」と呼ばれる。クライアンも初期の研究でこれを気分障害と関連づけている）。

血液中に腸から毒素が漏れ出すと、次章で見ていくように、脳に炎症が起こる恐れがある。毒素が血液中に漏れ出さないようにするひとつの方法は、腸の粘膜を強くすることだ。よい食物、つまり腸内微生物叢の餌となるプレバイオティクスを十分に摂取していないと、微生物は腹を空かせて代わりに腸の粘膜を食べてしまう。微生物に食べられると、粘膜は弱くなり、物質が透過しやすくなる。その結果、毒素が漏れ出してしまうのだ。

つまりプレバイオティクスのおかげで、腸内微生物叢が心の健康を支援する物質を作り、同時に腸の粘膜を維持し、さらに心の健康をサポートできるのだと言えよう。

食物繊維はすばらしいものだが、あなたはおそらく十分に摂取できていないだろう。食物繊維の推奨される量（1000カロリーにつき14グラム）を摂取できているアメリカ人は7パーセントしかいない。超加工食品を食べているなら、食事でプレバイオティクスを摂取するのはさらに難しくなる。食物繊維は穀物を製粉する際、取り除かれてしまう。ホールフードが腸内微生物叢にとって重要な理由のひとつがこれだ。祖先が狩猟採集生活を送り食べものを探し回って暮らしていた頃と今とでは、腸内微生物叢は全く違うと研究者たちは言う。現在の腸内微生物叢は75年前とでさえ大きく異なると考える研究者もいる。善玉菌の繁殖に必要な食物繊維や栄養素はホールフードでなら当たり前に摂取できるのに、それを欠いた加工食品が超加工食品のシステムによってどんどん作られているためだ。

食べもので微生物叢が手っ取り早く変えられ、有益な微生物を新たに体に取り込むことで食べたものの吸収をよくできるなら、感情の健康のために必要なのは食事パターンに目を向けることだ。1日だけ完璧な食事を取ってすぐにやめてしまったら、微生物叢はほんの数時間変化するにすぎない。必要なのは、微生物叢が求めるものを毎日食べるように食事パターンを改善することだ。
「今後数十年間は、食事以上によい療法は出てこないでしょう」とカリフォルニア大学ロサンゼルス校の腸内微生物叢研究者エムラン・メイヤーは言う。「これまでなかった最先端の科学に片足を踏み入れながら、片足はもっとも伝統的な健康法の忠告に従っている、といった状態なのです」

薬局に行けば大量のプレバイオティクスやプロバイオティクスのサプリメントが目につくだろう。菌の属名まで明記して減量効果を謳ったものもある（ちなみにこういった謳い文句はＦＤＡに認可されたものではない）。だがそんなものに頼らず、食物繊維と醗酵食品を食べれば、あなた自身はもとより、あなたのお財布、そしてあなたの腸にもやさしい。

微生物叢の検査を受けるべきか

私は便のサンプルを送付して数週間後に届いた検査結果を、微生物叢研究の第一人者とも言うべき研究者たちに見てもらった。検査会社の広告通り、私の微生物叢にどんな菌がいるのかや、健康のために食べるべき具体的な菌や食品がわかることを期待していたのだ。

ひとつわかったのは、こういった検査ではしばしば「木を見て森を見ず」状態になってしまうということだ。特定の菌を探すことに集中するあまり、多様な菌が健康な腸内微生物叢のシステ

郵便はがき

料金受取人払郵便

新宿局承認

779

差出有効期限
2024年9月
30日まで

切手をはら
ずにお出し
下さい

1 6 0 - 8 7 9 1

3 4 3

東京都新宿区
新宿一−二五−一三
（受取人）

株式会社 原書房
読者係 行

1 6 0 8 7 9 1 3 4 3　7

図書注文書（当社刊行物のご注文にご利用下さい）

書　名	本体価格	申込数
		部
		部
		部

お名前　　注文日　年　月　日

ご連絡先電話番号（必ずご記入ください）　□自　宅（　　）　□勤務先（　　）

ご指定書店（地区　　）（お買つけの書店名をご記入下さい）　帳合

書店名　　書店（　　店）

7290

こころを健康にする食事の科学

愛読者カード　メアリー・ベス・オルブライト 著

＊より良い出版の参考のために、以下のアンケートにご協力をお願いします。＊但し、今後あなたの個人情報（住所・氏名・電話・メールなど）を使って、原書房のご案内などを送って欲しくないという方は、右の□に×印を付けてください。 □

お名前《フリガナ》　　男・女（　　歳）

ご住所　〒　　-

市　町
郡　村
TEL　（　　）
e-mail　@

ご職業　1会社員　2自営業　3公務員　4教育関係
5学生　6主婦　7その他（　　）

お買い求めのポイント
1テーマに興味があった　2内容がおもしろそうだった
3タイトル　4表紙デザイン　5著者　6帯の文句
7広告を見て（新聞名・雑誌名　　）
8書評を読んで（新聞名・雑誌名　　）
9その他（　　）

お好きな本のジャンル
1ミステリー・エンターテインメント
2その他の小説・エッセイ　3ノンフィクション
4人文・歴史　その他（5天声人語　6軍事　7　　）

ご購読新聞雑誌

本書への感想、また読んでみたい作家、テーマなどございましたらお聞かせください。

ムとして一緒に働いていることを忘れてしまうのだ。健康な腸内微生物叢は、それ自体が人体という複雑なシステムの一部だ。そして体は感情の健康という複雑なシステムの一部だ。すでに私から400ドルを受け取っている会社から、さらにプロバイオティクスを買って飲むような簡単な話ではない。

「どんな薬もプロバイオティクスも、体に燃料を入れるために1日に何回も取る食事の重要性や、その燃料が体内でどう作用するかという複雑さにはかないません。全然違うのです」と栄養精神医学者フェリス・ジャッカは言う。「何千という菌の話をするには、非常に複雑な方法論が必要になりますが、この研究はようやく理解され始めたばかりです。今すべきことは、健康的な食生活を送って、自分の微生物叢が健康や代謝のプロセスや遺伝子の発現によい影響を与えられるよう、最善の方法でサポートすることです」

「あなたが微生物叢の検査を受けたいと考えたのは理解できます」とターンボーは断言した。「絶対的な解決策を求めるためではなく、発見の精神にかられてするなら、という条件つきですが。もし検査してもらっても、その情報で何をすべきかはわからないと思いますよ。多くの人は微生物叢のデータがあれば何かを予測できると思い込んでいますがね」。彼は続けた。「そのデータで測定されているのは、ほとんど研究されていない菌です。腸内で彼らが実際に何をしているのか、あるいは分子や細胞のレベルで彼らがなぜ病気と重要なかかわりを持っているのかも、あまりわかっていないのです」

腸内微生物叢検査で得られた情報で実際に何ができるかよりも、検査技術のほうが先に進んでいるのだ。私が依頼した検査キットには巻き尺が付属していて、ウエストとヒップのサイズを計測して送り返すようになっていた。たとえ検査で私が太りすぎだと示されなくても、なんらかの脂肪を減らす微生物を勧めてくる、詐欺師まがいのやり方ではないのか、という気がした。

フェリス・ジャッカが言うには、腸内細菌の同じサンプルを分析しても、どんな微生物が生息しているかについて、会社によってまったく異なる結果が出る場合もあるそうだ。それは会社ごとに採用する検査方法が異なり、ゲノム「ライブラリー」も異なるからだ。各ライブラリーには各種微生物のＤＮＡの断片が含まれている。検査会社はどの微生物があなたを宿主にしているかを識別するために、そのライブラリーとあなたのサンプルを比較するのだ。

「あるライブラリーを利用した場合と別のライブラリーを利用した場合では、まったく異なるデータが出るかもしれません。同じ結果は得られないでしょう」とジャッカは言う。

私の場合、検査した菌の約半数が「不明」に分類された。

「この結果は正常とみなされる」という記載が検査結果にはあった。

さらに、腸内細菌検査はその時点でのスナップ写真のようなもので、微生物叢がつねに変化しているのはご存じの通りだ。そして経口抗生剤のように、腸内微生物叢の細菌の約3分の1を殺してしまう薬もあり、食べもの、環境、その他微生物叢の構成に影響を与える多くのものによって微生物叢が再生するには時間がかかる（抗生剤を服用した人には鬱病が増えるが、抗ウイルス薬や抗真菌剤を服用した人には増加が見られない、という研究結果がある)。

私の検査結果には、腸内微生物叢検査キットは診断用ではなく、食品医薬局の認可は受けていない、という法律で定められた文言が大書されていた。プリントアウトしたものを医師に手渡しても、微生物検査の結果をどう読み解けばよいかはわからないだろう。精密な健康データに飢えている社会にとって、私たちにできる最善の策が食事という古代からの療法だとは、受け入れ難いかもしれない。しかし腸内微生物叢に上質な食物を与えるのは、よい宿主になるための最善策のひとつだ。

私が話を聞いた研究者はみな、一部の企業が提供している個人の腸内微生物叢に合わせた栄養指導を効果的に行うには、少なくともあと数年かかると述べていた。一方、ホールフード、食物繊維、醗酵食品を腸の健康のために摂取することにはエビデンスがある。

400ドルをそのまま貯金しておくもよし、健康をサポートする食品に使うもよし。だが微生物をサポートするために検査を受ける必要はない。毎日3回、食事に注意を向けるだけでよいのだから。

第4章 メンタルヘルスと炎症

「怒りを持ち続けるのは、
誰かに投げつけようとして熱い石炭をつかむようなものだ。
やけどするのは自分自身だ」
ゴータマ・シッダールタ

精神的安定が炎症や脳に関係していると聞けば、数十年前に医学部に通っていた人には驚きだろう。脳をとりまく血液脳関門（ＢＢＢ）と呼ばれる膜が、血流に乗って循環する毒素から脳を保護しているという考えが長年にわたり受け入れられていたからだ。脳を頂点とする神経系が体の高速コミュニケーションシステムで、生きていくうえで非常に重要なものであることを思い出してほしい。

血液は体のスローペースなコミュニケーションシステムで、体の他の部分への伝達にはホルモンを利用する。いついかなるときでも、血液は老廃物、二酸化炭素、そして免疫システムや感染症との闘いに関係する多くの化合物を運んでいる。そして毒素はもし脳に到達すれば、脳を損傷する可能性がある。

しかし多くの医師は、脳がＢＢＢによって血液中の毒素から守られていると信じていた。その根拠となったのは、血液中の毒素が体内をどのように移動するかを調べた一連の実験だった。研究者たちが青い染料を動物の循環系に注入したところ、動物の内部組織は脳と脊髄の脳脊髄液を除いて青く染まった。研究者たちは、これは体に不浸透性のバリアーがあって、脳を血液の毒素（この場合は染料）から守っているからだと考えた。数年後、別の実験で、脳脊髄液に染料を注入したところ、脳と脊髄は青く染まったが、体の他の部分は染まらなかった。

何十年にもわたり、中枢神経系はＢＢＢによって体の他の部分と区切られ、ＢＢＢが体を循環する毒素から脳を守っているという考えが医学界には浸透していた。体はメイン制御装置である脳を守りたいので、ＢＢＢは強力な保護能力を持っているのだ、と。当時は、脳と毒素たっぷりの血液の間には入り込めない境界がある、というのが科学的コンセンサスだった。ゆえに病原体が血液中を浮遊していても、ＢＢＢにぶつかって脳には決して到達できないので、脳は影響を受けないと考えられていたのだ。

その後１９００年代半ばから後半に、技術の進歩によりＢＢＢのもっと正確な様子が明らかになった。ＢＢＢは存在するが、科学者たちが考えていたほど貫通不能なものではなかった。脳にはＢＢＢが脆弱な領域がいくつかあって、多くの物質が行き来できるようになっていたのだ。そして体のどこかが炎症を起こすとＢＢＢは非常に弱ってしまい、その結果、病原菌が脳に侵入し感情や心の健康に影響を及ぼす。

炎症と精神的安定

体が潜在的に有害だと認識したものと闘うと、炎症が起こる。体は免疫システムを使って脅威と闘う。これは防御のネットワークで、一部の器官、細胞、組織、そして体が生成する化学物質がそこには含まれる。免疫システムは脅威を感知すると、対処するために助っ人、つまり免疫システムの各部隊を呼び出す。

体が利用する免疫システム部隊のひとつは白血球だ。これは感染症との闘いにおいて、体側の兵士の役割を果たす。血液は体のほとんどの部分に到達できるので、血球は有効な移動手段だ。しかし脅威を感知してひとつの領域に多くの血液が送られると、その領域やその周囲ではさまざまな変化が起こる。まず、より多くの血液をその領域に送れるように、血管が太くなる。一か所に非常に多くの血液が集まるので、その領域は腫れあがり、触ると熱を帯びている。この現象を炎症と呼ぶ。これは免疫システムが働いている証拠だ。

ここで免疫システムがどのように働くかについて、非常にわかりやすい例を挙げておこう。転んで膝をすりむき、傷口から有害な細菌が体内に侵入したとしよう。免疫システムは体内の有害な細菌を感知し、現場に行くよう部隊を招集する。免疫システムが適切に機能していると、体は脅威を粉砕するためにその隊員を使う。膝は腫れ、熱を持つかもしれない。炎症が起こっているのは、免疫システムが働いて、傷を癒したり細菌の脅威と闘ったりするために膝に隊員を送り込んでいるからだ。

もしあなたが、「うーん、これはネガティブな感情を抱いたときに体に起こることによく似ている」と思ったなら、その通りだ。血管が拡張したり部位が熱を持ったりといった免疫システムは、私たちの体が感情に反応した場合にも働く。恐怖や怒りを感じるとコルチゾールが放出され、体の免疫システムが活性化し、炎症が引き起こされることがあるからだ。これは脅威から素早く逃げるために血の巡りをよくする必要があるとき、実に役立つ。

緊急のストレス反応としては、炎症はありがたい。すぐに助けが必要な場所に隊員を急行させることで、体のその部分が癒されるからだ。

しかし慢性的な炎症、つまり免疫システムが常時活性化している場合には、深刻な健康問題になりうる。体の自動的な反応と今日にいたる進化の結果が、ミスマッチを起こしているのだ。今日、脅威から逃げるのにコルチゾールを必要とする機会はあまりない。交通渋滞や学校でのからかいや不機嫌な上司との打ち合わせから逃げることはできないのだ。

そしてさらに悪いことに、現代の脅威はいつでもどこにでもある。体がストレスの肉体的影響を頻繁に受けると、慢性的な低レベルの免疫システムが起動する。そして慢性的な免疫システムの発動は、しばしば慢性的な炎症を意味する。これは脳に有害な変化をもたらす可能性がある。慢性的な炎症は体のどこで起きても、ＢＢＢの透過性に影響を及ぼすことがわかっているからだ。

ＢＢＢは強固なバリアーではない。ほとんどが密着結合した細胞で構成されており、これはつまり小さな分子（脳に有害な分子も含まれる）が脳に入り込めることを意味する。貫通不能ではなく、やや進入可能なのだ。ＢＢＢは医師たちが以前考えていたほど脳を保護してはくれない。

だが脳の血管のほとんどがＢＢＢのなかで安全な状態にあり、体中を循環する毒素から守られているのは事実だ。また、分子が脳に入り込むには、このバリアーを何らかの方法で迂回するか通過するしかないというのも事実だ（これはよい知らせであるとともに悪い知らせでもある。抗酸化物質の大きな分子も、潜在的に有益な抗鬱剤もこのバリアーを通過するのが難しいからだ）。

しかし研究によれば、血液中の炎症性化合物（あとで詳述するが、食べものが引き金になることもある）はＢＢＢを破壊し、メンタルヘルスに直接影響を与えるニューロンに炎症を引き起こすという。免疫システムの活性化や炎症により血液を介して送り込まれる化学物質は、脳に損害を与える恐れがある。

炎症の副作用のひとつに、血中のサイトカイン増加がある。サイトカインとは、炎症も含む免疫システムの過程で副産物として生成される物質群のことだ。最近まで、ニューロンはＢＢＢによってサイトカインから守られていると考えられていた。現在では少なくとも一部のサイトカインがＢＢＢを通過し、脳の炎症を促進することが研究により示されている。また、脳の一部、たとえば気分、感情、食欲を制御する視床下部の脳室周囲器官には、ＢＢＢが存在しないこともわかっている。

炎症は脳の活動を変え、精神的安定にも影響を与える可能性がある。多くの科学的エビデンスから次のようなことがわかっている。

○炎症が少ないと、ニューロンはより多く、より健康になる。炎症はニューロン新生、つまり新たなニューロンや他の脳細胞の生成に影響することが研究によって示されている。通常、微生物細胞は脳内の死んだニューロンを始末する。しかし齧歯動物を使った実験では、炎症によって微生物細胞が混乱し、生きたニューロンを食べ始めることがわかっている。
○鬱病患者はインターロイキンのレベルが高い。これはサイトカインのひとつで、体がどの程度炎症を起こしているかを示す。
○抗鬱剤を服用すると、体の炎症が抑えられることがよくある。
○ある研究によれば、9歳で体に炎症があった子どもは、18歳で鬱病になる可能性が高いという。

慢性的な炎症と鬱病に双方向の関係があり、鬱病患者には炎症が起こるケースが多く、しばしば炎症のレベルも高いということが、研究によってしだいに明らかになってきた。炎症がどの程度メンタルヘルスの問題を引き起こしているのか、メンタルヘルスの問題が炎症を引き起こしているのか、あるいはその両方なのかはわかっていない。ニワトリが先か卵が先か、といった話のようだが、そこに関係があることはわかっている。国立衛生研究所を含む国際的な20人の研究者グループが2019年に論文で発表したように、「過去20年間でもっとも重要な医学的発見のひとつは、免疫システムと炎症の過程が、一部の限定された疾患だけでなく、広範な心と体の問題にかかわっているとわかったことだ……」

しかし体がつねに脅威に対処していると、つねに炎症になる恐れがある。そしてつねに体を脅かし炎症を起こさせるのも食べものなら、体をなだめて落ち着かせることができるのも食べものなのだ。

感情と炎症

感情の研究者たちは、数十年にわたる広範な研究をもとに、すべての感情を「人間の基本感情」に分類した。「人間の基本感情」とは、文化、地理、時間を超えて共有されるものであり、普遍的な表情、体への影響といった要因に基づくものだ。心理学者は正確な数について議論しているが、人間の基本感情は4つから7つある。ピクサーの映画『インサイド・ヘッド』は思春期の少女の内にある感情を描いているが、主人公には5つの感情が見られる。喜び、悲しみ、怒り、恐れ、嫌悪だ。現在進行中の議論にはあまり触れないが、嫌悪は恐怖の一部で、基本感情は怒り、悲しみ、喜び、恐怖の4つだと主張する心理学者もいる。

感情を4つの基本感情に分類するのは役に立つ。自分が何を感じているかを特定し、その感情に反応して体内で何が起きているかを理解しやすくなるからだ。このような感情の体への影響は、人種や民族や国境を超えて起こり、私たちの体が感情に応じて行動するための準備となる。感情を理解すれば体内で起きていることを理解するのに役立つし、日常生活で感情的摂食の科学を活用するのに役立つ。感情によって心が求めるものも体が求めるものも変わるし、心も体も満足させる食べ方ができる。

特定の感情を抱いているとき、体は特定の栄養素をより多く必要とするという、信頼性の高い学説がある。たとえばストレスを感じているときにはマグネシウム、悲しいときには亜鉛、といった具合だ。これについてはあとで詳述する。しかしネガティブな感情を強く抱いているときに、そういった食品の選択をするのは難しいだろう。調査によると、ネガティブな感情を強く抱いている人は、その感情が一過性のものだと思えば、健康をサポートする食品を選ぶ傾向が強いという。そして特定の食品を選択した場合に、ネガティブな状態から抜け出しやすくなる、というエビデンスもある。また、食べものと感情のサイクルは、好循環にも悪循環にもなりうることもわかっている。

感情の健康のために食べることも同じだ。頭に来ても敵対せず、喜んでも自慢せず、恐れても無力にはならず、悲しんでも絶望せず、といった境地に達するのを助けてくれるのだ。そしてそういった回復力は、今の感情が永遠に続くわけではないとわかっているからこそ生まれる。現実から逃げることなく、生まれた感情を処理する能力は、気分を全般的に上向きにする道を切り開いてくれる。そういったよい気分でいれば、生きていくうえで避けられない問題があなたの自意識を決定することはない。

恐怖

恐怖は脅威に対する感情的な反応だ。他の感情と同様に、恐怖は実際の瞬間に基づくもの（試験を受けようとしている）、以前に経験したことがその瞬間に投影されているもの（試験に落ちたことがある）、あるいはその両方から生じている、ということがよくある。ここでは恐怖の感情が神経系でどのように作用するかを見ていこう。

あなたが家の裏庭にいて、銃声のような音を聞いたとしよう。音は空気中にその振動を伝える。振動があなたの耳に届き、脳に伝わり、脳はそれを音として認識する。扁桃体は急に緊張を高め、恐怖のプロセスを開始するかもしれない。扁桃体が感知したのが「脅威となる銃声のような大きな音」だからだ。それから大脳皮質は過去に学習した事柄と照らし合わせて、これが恐怖に当てはまるかどうかを検討する。もしかしたら、隣人はよく車のバックファイアーを起こすので、それが銃声のように聞こえただけかもしれない。

あるいはもしかしたら、誰かが近くで本当に発砲した以外に説明がつかないかもしれない。その場合には扁桃体が恐怖と闘争・逃走反応〔危機的状況において動物が示す恐怖への反応〕を制御する。もし危険を感知したなら、扁桃体はさまざまなことを実行に移す。扁桃体は活性化すると、辺縁系の別の部分、すなわち視床下部に、下垂体へ司令を出すよう指示する。体が恐怖に対応するのを助けるホルモンを作れ、と。これは副腎皮質刺激ホルモン（ＡＣＴＨ）と呼ばれる。下垂体は血中にホルモンを放出する。ＡＣＴＨは体からコルチゾールを放出させ、それによって血糖値が上昇し白血球（感染症と闘う）が増加する。言い換えれば、あなたの恐怖を引き起こした脅威に対処するための部隊を増加させるのだ。ホルモンはまた、脅威と闘うために、瞳孔を開いてもっと光を採り入れようとする。また、逃走反応のために脚に大量の血液を送ろうとして、心拍が速くなる。その結果、差し当たり重要ではない胃や皮膚に送られる血液は減少する（鳥肌が立つのは、血液が体の他の部分に送られるので、皮膚が自分を温めようとするからだ）。血は四肢に流れ、心臓に向かう血液は減少する。脳の論理中枢は活動が緩慢になり、本能で働く扁桃体が活性化する。

闘争・逃走反応は物理的な危険に対処する際には役立つが、オフィスでうまくやっていこうとするときには役立たない。現実には、闘争・逃走反応に加えて第3の選択肢があるのだが、これも私たちの症状には役立たない。「すくむ」だ。砂糖と快感のくだりで紹介した快楽研究者、ケント・ベリッジは、ラットに恐怖を与える実験をしている。研究室のラットにある音を聞かせたのち足にショックを与えると、そのうち音を聞いただけで恐怖を感じてすくむようになる。ベリッジの言葉を借りれば、ラットは世界が自分と敵対しているとわかると、ただすくんでしまう。自分の体が作り出した、恐怖に対処する部隊をまったく使わずにいる状況だ。

近年私たちに恐怖を与えるものは、ほとんどが物理的な闘争や逃走を必要としない。パンデミックやテロリズムといった昔ながらの問題から、サイバートローリングのような現代的な問題まで、恐怖は未知なるものから生まれる。ときには過去に役立ったであろうツールを使って現在の危機に対応しようと、私たちは考える。しかし私たちの体は、変えるための何かをしない限り、非常事態のままなのだ。

恐怖を感じると、神経系はコルチゾールに加えて、アドレナリン（エピネフリンとも呼ばれる）という別のホルモンを放出するよう、副腎に指示する。これについては第1章でも述べた。アドレナリンはコルチゾールと同様に、心拍数を増加させたり、脳と筋肉への血流を増やしたり、血糖値を上昇させたりする効果がある。副腎が活性化すると、体はより多くのビタミンCを必要とする。人間は自分でビタミンCを作れない数少ない哺乳類のひとつだ。

恐怖は味覚にも影響を及ぼす。恐怖にしばしば伴う炎症が、味覚細胞の寿命を縮めるからだ。ストレスは一般的に味覚受容体を変化させる。ストレス下では、砂糖に対する快楽反応が高まる。

これはおそらく砂糖がストレスと闘うエネルギーを与えてくれるからだろう。私たちは恐怖を感じると高密度（高カロリー）の食べものを食べ、より多くのエネルギーを必要とする脅威に備えるために体が使っている資源を補給する。味覚が鈍感になると、砂糖と塩を好んで食べるようになる。ある研究では、ストレスを感じると、苦みをさらに苦く感じ、甘みをあまり感じなくなるという結果が出た。この効果は、「覚醒度の高い人」、つまり気性や気分が一般的にストレスを受けやすい人に見られた。

恐怖に対処するのに役立つ食べものは、柑橘類、黄色いパプリカ、ケール、ブロッコリー、芽キャベツ、イチゴなどだ。また、瞑想的で、目に見える達成感を伴う調理法も試してみるとよい。洗いものや食材を刻むことは非常に適した仕事だ。恐怖の影響に対処するために何をどのように食べればよいのかについては、最終章で詳述する。

怒り

怒りとは不当な扱いを受けたことに対する感情的な反応だ。恐怖とは別の感情だが、同様の身体的影響を及ぼす。怒りはすべての感情と同じく、内的または外的な刺激から始まる。私を含め多くの人々が、怒りを引き起こす刺激を取り除こうと多くの時間を費やしている。特定の人々との不健全な関係を断ち、ニュースを消し、人ごみを避ける、といったことだ。これは有効な手段となりうる。生活のなかで怒りを感じる状況を減らすよう努力することができる。

しかし残念ながら、怒りを生み出す刺激をすべて取り除くのは不可能だ。両親、子どもたち、兄弟姉妹など、あなたに家族がいるなら、たとえ腹の立つところがあっても、愛しているのでけっして排除したりはしないだろうが、それでも怒りは避けられない。思いやりと愛、つまり大きな人間的努力によってどれほど潜在能力を発揮しても、怒りは感じるものだ。

公正でない世界では、善良な人がそれに値するものを得られず、善良とは言えない人が信じられないような富を持っていたりして、私たちの生活はつねに怒りがつきまとう状態になりかねない。21世紀に不当なことはいくらでもあるので、私たちの体は永久に怒りに対処し続けるのかもしれない。

怒りは体の資源を大量に使うので、不都合としか言いようがない。体は怒りに反応し、怒りの源と闘うエネルギーを保持するために、古代から備わっている闘争・逃走反応のシステムで対処する。あなたが仕留めた獲物の分け前を誰かに盗まれたら、あなたは怒ってそれを取り返そうとするだろう。

怒っているときには、恐怖を感じているときと同じように扁桃体が活性化する。体にはコルチゾールとアドレナリンが放出される。そのおかげで、不公正と闘うための、他の状況ではできないような物理的行動を取ることができる。免疫システムと消化器官は働きが緩慢になり、体はすべての資源を闘いに注ぐ。恐怖と同様に、怒りは血圧を上げ、心拍数を増加させ、筋肉の緊張を生み出す。血糖値も上昇する。

ノルアドレナリン（ノルエピネフリンとも呼ばれる）とアドレナリン（エピネフリンとも呼ばれる）が放出されるのも、恐怖を感じたときと同じだ。心拍数が上がり呼吸も速くなることで体温が上がるため、怒りを感じているときには体が熱く感じることもある。闘えるように血液が筋肉に流れ込み、消化や代謝に使うはずの資源を奪う。

しかし過剰なコルチゾールは神経系全体のニューロンを弱らせ、カルシウムを過剰に取り込ませる。過剰なカルシウムはニューロンにダメージを与え、ニューロンが死ぬこともある。こういったことはとくに海馬と前頭前野で起こり、文字通り脳細胞が減少し、記憶障害を起こしたり頭がぼんやりしたりする。

そのほかにもコルチゾールはセロトニンの生成を減少させ、幸福感が薄れ、気分にさらにネガティブな影響を与えかねない。セロトニンの減少は、怒りの感情に伴って生じる攻撃性にも関係している。そして怒りの爆発は鬱病にも関係している。抑圧された怒りも怒りの爆発も、ともに心臓疾患とつながりがある。こういった怒りの爆発後2時間以内に、脳への血栓によって脳卒中や脳出血が起きる可能性は3倍になるという。

かつては人間の生活に適したシステムだったのに、現在私たちが経験する怒りの状況には合わない場合もある。オフィスや子どもたちの前では冷静でいることが尊ばれ、怒りがもたらす物理的エネルギーを吐き出す方法も限られているため、怒りを表現するのが難しい場合がある。

怒りを制御するのに役立つ食品がいくつかある。脂肪の多い冷水魚〔低温の環境を好む魚〕（マグロ、サーモン、アンチョビ）やカボチャの種、インゲンマメ、ソラマメ、ダイズ、レンズマメ、葉物野菜などだ。ラベンダーやローズマリーのように心を鎮めてくれる香りのする食品もよい。体にみなぎるエネルギーホルモンを使い果たす助けになるような、体を使う調理法（泡立てる、こねる、すりつぶすなど）も試してみよう。

悲しみ

悲しみは大小を問わず失ったものに対する感情的反応だ。私たちが生活のなかに置くものにはすべて何らかの目的がある。そしてそれが失われたとき、私たちはなくなったことを悲しむ必要がある。たとえ役に立たないものだったり、実際には持っていなかったりするものだとしてもだ。

悲しみは体を変化させるが、悲しみに対する反応や表現の仕方は人によってさまざまだ。子どもの頃、顔をしかめて大粒の涙をこぼしている人は悲しんでいるのだと教わった。しかし悲しみは人間の感情のなかでもっとも厄介なもののひとつだ。人によってその現れ方がじつにさまざまだからである。処理できない悲しみが異常な振る舞い、興奮、あるいは低い自己評価として現れることもある。悲しみが特異な葛藤を伴うこともある。対処メカニズム〔精神的苦悩や問題に対処するために働くしくみ〕として生活に対する関心が失われる場合も多いが、これは悲しみを増大させるだけだ。そして悲しみを放置しておくと、不安症や鬱病につながることもある。食とメンタルヘルスに関する栄養心理学の研究の多くは、とくに不安症と鬱病に焦点を当てているので、これはとくに関係があるのだと言えよう。このふたつの疾病は今日もっともよく見られるメンタルヘルスの問題なのだ。

しかし悲しみのただなかにいる人には、悲しみの生物学的メカニズムは重視されないことが多い。私は2年間に6回妊娠に失敗し、その後3回体外受精に失敗した（こういった胸が張り裂けるような思いは、頑張れば我慢することは可能だし、実際に私はそう努めた）。すべてをつぎ込んで失望し、妊娠検査薬に陽性の線が出ていないかと何度も何度も目を細めて見たあと、「この壁にもう一度挑戦してみよう。もしかしたら今度こそうまくいくかもしれない」というゲームを終わらせると決めたのち、私は深い、飲み込まれるような恐ろしいほどの悲しみを感じた。それは少しずつ脱け出せるたぐいの悲しみだったが、脱け出すためには悲嘆に暮れることが必要だった。だが私は助けを求めるのが得意ではない。子どもの頃、私は非常に混乱した状態に置かれていたので、どうしようもない悲しみを馴染みある場所のように考えていた。それは私には何の得にもならないものへの執着だった。

悲しいときには、天然のオピオイド〔鎮痛薬〕のレベルが上昇する。自然に発生するオピオイドは血中の炎症性タンパク質の量を増加させ、これまで見てきたように、その炎症はメンタルヘルスを悪化させる。炎症性タンパク質が増えると筋肉痛や頭痛が起きることもある。悲しいとき、血圧は低下する。睡眠が中断される。免疫システムは警戒がゆるむ。研究によると、料理のようなちょっとした単純な作業が、悲しみを癒す役に立つ。何かを作ることで達成感が得られるからだ。料理は必ずしもリラックスできるものではない。あなたに食べさせてもらおうと頼りにしている人がいる場合は、とくにそうだろう。しかし見栄えのする料理を作る必要はない。ちょっとした、やり慣れた、簡単な仕事に集中しよう。それが瞑想のような効果を上げてくれる。

助けになる食べものもある。ダークチョコレート（もし苦手なら、ココアバター入りのバーを探そう。ミルクチョコレート好きな人も気に入るクリーミーな舌触りだ）、トウガラシ、卵、ターメリック（このスパイスを大量に使おう）などだ。コツはシンプルにすることだ。小さな達成感が気分を大きく改善させるという研究結果もある。だがすでに悲しいときには、ほんの小さな挫折でも打ちのめされることがあるので注意しよう。

喜び

幸福感とポジティブな健康状態が大いに関係あると聞いても、あなたは驚かないだろう。セロトニンは増加し、コルチゾールは減少する。長期にわたり幸福レベルが高い人ほど心臓疾患になりにくいという研究結果もある。幸福は免疫システムの強さと正の相関関係にある。幸福は寿命を延ばし、よりよい生涯を送らせてくれる。

喜びは資源だ。困難な時期を経験することで回復力が得られるように、幸福感を自分の感情面の強化に役立てることができる。うれしいときなら食事のパターンを改善するのも容易だし、元気になるのを妨げる思考に走らないようにするのも容易だ。うれしいときにメンタルヘルスをサポートする食事を取るのは、自分へのラブレターのようなもので、今日投函してあなたが本当に必要なときに受け取ることができる。これは幸福の管理だ。

しかし私が知っているもっとも成功した人々は、ポジティブなことが起こる際に訪れる幸福感について、いくつか問題を抱えている。アンガーマネジメントやストレスマネジメント、そして鬱を管理する教室はたくさん見かけたことがある。喜びを管理する教室もあるべきで、メンタルヘルスをサポートする料理を作ったり、ほかの人と食事をして楽しんだりすることもそういった教室の重要な役割となるだろう。喜びはいい気分だからこそ、次に何が起こるのだろうとか、幸せはずっと続くのだろうかとか、自分たちの幸せを人はどう感じているのだろう、などという不安を伴うこともある。喜びはときには束の間のものかもしれず、そんな人にとって喜びは心もとないものに思われるかもしれない。

幸せなとき、食事のパターンを改善するのは容易になる。子ども時代の食べものの記憶は強烈で、強烈だからこそ、今の自分にとってのコンフォートフードは何かを考える際の指標になる。子ども時代の幸せな記憶を選べないのと同様に、子ども時代の微生物叢も選ぶことはできない。しかし自分のコンフォートフード作りに取り組むことはできる。私たちは毎日自分自身に食べ方を教えていることに気づかずにいる。食の記憶を作るということは、幸せなときにこそとくによい食事をするということであり、それを長期的な健康維持に役立つ食との幸せな関係を作り上げる機会にするということだ。

注目すべき食品は、カキ（生が苦手なら焼いてみよう）、葉物野菜、ナッツ（とくにブラジルナッツ）だ。大好きなたくさんの人たちに出せるもの、料理できないときのために冷凍できるものをたくさん作ろう。私はこれを「キャパ急増ディナー」と呼んでいる。幸せな時間にぴったりだ。

免疫システムを正常に稼働させるには

定期的に食べているものが健康を損なっている場合、免疫システムに絶えず厳戒態勢を取らせていることになる。そして免疫システムと腸は連携している。体の全免疫細胞の80パーセントが腸の粘膜にあり、その仕事は何が味方で何が撃退しなければならないよそ者かを判断することだ。腸の免疫細胞が正常に機能しないと、全システムがめちゃめちゃになる。腸は一部の食品、たとえば乳製品やブドウ糖などを撃退すべき侵入者とみなすことがある。いわゆる食物アレルギーだ。この状態に陥ると、その部分に血液が送られ、炎症が引き起こされる。

炎症は食物アレルギー以外の理由でもよく見られる。想像以上に頻繁に起きているのだ。食物繊維を十分に取らないと、腸の善玉菌が腸の粘膜を食べてしまう話を思い出してほしい。弱った粘膜から腸の内容物や腸内にとどまっているべきものが血中に漏れ出して、リーキーガット症候群を引き起こす恐れもある。これだけでも十分まずい事態だ。

しかし問題はそれだけでは済まない。粘膜が弱くなること自体も問題なのだが、免疫システムがそれを助けようと働いて、炎症が引き起こされるからだ。炎症によって、腸から内容物が血流に漏れ出すという最悪の事態は回避できるかもしれない。それは重要だ。しかし十分な食物繊維を含む食事を定期的に取らないと、免疫システムが慢性的に活性化して、慢性的な炎症につながりかねない。

ここまで見てきたように、慢性的な炎症はメンタルヘルスの低下と関係がある。そして食事によって炎症の状態に影響を与え、メンタルヘルスを改善できることが指摘されている。

2021年のメタ分析で、研究者は食事性炎症指数（DII）とメンタルヘルスに相関関係があることを発見した。炎症を起こしやすい食事を取るほど、精神障害の症状が出やすくなるのだ。

では、炎症を抑える食事とはどのようなものだろう。それは感情や心の健康を改善するために試される食事と同じだ。地中海食と呼ばれるもので、ホールフード、醗酵食品、食物繊維をとくに重視している。ここでも悪循環と好循環の話になる。いい加減な食事をすると体が炎症を起こし、脳が傷つき、ますますいい加減な食事をするようになる。逆に気分をサポートしてくれる食事をすると、体はさほど炎症を起こさず、メンタルヘルスをサポートできる。

もうひとつ考慮すべきなのは、栄養不足が脳に引き起こす酸化ストレスだ。不安定な原子であるフリーラジカルは、細胞内のDNAを損傷して細胞を大きく傷つける可能性がある。そしてこの章で見てきた通り、細胞がダメージを受けると免疫システムの部隊が招集され、炎症が引き起こされる。酸化は正常な生理作用で、フリーラジカルは加齢とともに誰にでも発生する。だが貧弱な食事はフリーラジカルの発生を加速させる。フリーラジカルが体内を飛び回るほど、細胞はダメージを受けやすくなる。

酸化ストレスとは、体の細胞がフリーラジカルといった有害物質を、細胞が処理できないほど作り出したときに起こる化学反応だ。これは食事でも起こりうる。精製された砂糖を食べると血糖値が急上昇し、細胞に糖分が流れ込む。これはすぐにエネルギーになるが、酸化ストレスも促進される。鬱症状のある人は酸化ストレスのマーカー値が高めだというエビデンスがある。

体のどこにでも起きる炎症は、感情の健康にも影響を及ぼしかねない。そして私たちが食べるものはネガティブであれポジティブであれ、炎症の状態に直接影響する。炎症の社会行動への影響について概説した2018年の論文では、「最近の研究により、社会行動の形成に炎症が大きく関係することが指摘されている」と述べられている。

体重とメンタルヘルス

体重の話をしよう。したいわけではないが、500ミリリットルのアイスクリームを全部食べてしまいたい気持ちとサイズダウンしたパンツをはきたい気持ちのどちらを選ぶか（ときにはその両方）で悩む人は大勢いる。

興味深いことに（そしてこの研究で体重が変えられるとよいのだが）、太りすぎと、腸内微生物叢の多様性低下や炎症との関係についての研究も進められている。ここまで見てきたように、腸内微生物叢の多様性低下はさまざまな問題の原因となっている。ところが残念なことに、科学はダイエット文化のフィルターをかけられてしまう。つまり、体重はいくらでも変えられるし「完璧な」体重は美徳の証だという一般大衆の有害な意見に、影響されてしまうのだ。体重を減らすのではなくメンタルヘルスをサポートする食事パターンを作り上げようとしているのに、体重にばかり目をやりすぎると、本来の目標が失われてしまう。

太りすぎの潜在的原因については学ぶべきことがもっとある。ジェフリー・ゴードンはセントルイスのワシントン大学で世界有数の微生物叢研究所を運営している（微生物叢研究者のピーター・ターンボーは自分の研究所を立ち上げる前にはゴードン研究所に所属していた）。ゴードン研究所のもっとも重要な研究のひとつは、人間の双子（ひとりは太りすぎ、ひとりはやせている）の腸内微生物叢を、マウスの腸内微生物叢に移植するというものだ。移植後、マウスには同じカロリー量の同じ餌が与えられた。しかし太りすぎのほうの子から微生物叢を移植されたマウスは、痩せたほうの子の微生物叢を移植されたマウスに比べて体重・体脂肪がともに増加した。また、太ったほうのマウスの微生物叢は、痩せたほうの子から微生物叢を移植されたマウスに比べ、多様性に乏しかった。

さらに、さまざまなタイプの細菌を太りすぎのマウスの微生物叢に加えたところ、マウスの体重は減少した。また、太りすぎのマウスに西洋型の食事に似た餌を与えたところ、痩せた人間の微生物叢を移植しても体重が増加した。

痩せようと試みた経験のある人ならわかるだろうが、減量は「食べる量を減らして運動量を増やせ」といった単純な話ではない。エネルギーのアンバランスが太りすぎを招くというが、エネルギーバランスは体（と腸内微生物叢）が摂取した食べものをどう処理し、そこからどれだけのエネルギー（カロリー）を得たかにもよる。

我慢できずに食べるから体重が増えるのだ、とよく言われるが、これは非科学的だし単純すぎる。それに太っているのは自分に悪いところがあるせいだと考えると、そのストレスで、すでに抱えていた炎症が悪化する場合もある。

体重で人のよし悪しを決めつけても（理想的な体重の人は自信に満ちていて信頼できるが、そうでない人は怠惰で能無しで貪欲だ、など）、体重を減らそうとか、健康になろうといった動機づけにはならない。体重スティグマ〔体重に対する否定的な決めつけ〕は感情的な苦しみを高め、実際に健康を悪化させるという研究結果がある。そこから鬱病、不安症、摂食障害に発展することもあるのだ。

1万4000人を対象とした最近の国際調査では、被験者は体重スティグマをしばしば自分のなかに抱え込んでしまうという。こういった現象は「体重バイアスの内在化」と呼ばれる。この研究によると、「体重バイアスを内在化した人ほど、前年に体重が増え、ストレス解消のために食べ（不健康な食べ方をしたのは想像がつく）、ジムに行くのを避け、不健康な体のイメージを持ち、強いストレスを味わっている」という。体重スティグマを内在化するのは、あらゆる心身の問題の前兆だと思われる。自分の外見を不快に感じていると人に告白するのは恥ずかしいし、体重スティグマを内在化するストレスに対処しようとサポートを求める障害にもなる。

ＡｐｐｌｅＴＶの連続ドラマ『フィジカル』は、体重バイアスの内在化、そして自分の体重と他人の体重について内心思っていることを、主人公のモノローグを使って見事に描き出している。「あんたは無価値。あんたは幽霊。太った幽霊」。痩せた主人公は、外では明るく陽気に振る舞いながら、心のなかではそんなセリフを自分に浴びせている。

食べものと気分の関連性について学び始めた頃、科学に裏づけられた食べものとメンタルヘルスの関係から、鬱病患者が自分で自分を責める（「きちんとした食べ方をすれば大丈夫なのに、自分にはそれができていない」）ことにつながらないかと私は懸念した。そう、大衆文化が体重スティグマについてよくやるようにだ。気分あるいは体重を変えたいなら食べものは解決策のひとつになりうるが、どちらも複雑でさまざまな側面があることは、科学が教えてくれている通りだ。ビフォーアフターがどうしたとか、やれ太ったの痩せたのといった話（「彼女はとうとう食べるのをやめて体重を落としました！」などという煽り文句も）は、減量さえすれば精神的安定が手に入ってすべて終わり、という考えを助長する。人生という旅はずっと続くのに。それに太りすぎている自分、感情的に苦しんでいる自分を辱めても、健康増進には役立たない。体重スティグマのせいで運動できない人が多いという研究結果がある。そして運動量が減少すると、どんなサイズの人でも炎症が増加してしまう。

今日、自分の体を嫌いにならないこと、体型について社会や他人が決めた評価に左右されないことを表す「ボディポジティブ」という言葉があること自体、おかしいのではないかと私は思う。そんなことは当たり前だからだ。だが、この言葉は最近の規範のようになっている。たとえ毎日同じように食べて運動していたとしても、みな体重も体型も違うはずだ。ストレスで微生物叢の質が落ち、それが体重増加につながる可能性があることは研究からわかっている。ゆえに減量でストレスを感じるのは、乾いたままでいたいのにプールに飛び込むようなものだ。人間には十分な量を食べるための代償機構は数多くあるが、食べすぎないようにするための代償機構はずっと少ない。私たちの体は食べものの不足に対処するように進化したが、何万種類もの食材を24時間手に入れられる窓のない食料品店に対処するようには進化していないのだ。

体重に関して現在注目されているようなことは、体重を落としもしないし、感情の健康増進にもならない。減量のための食事はカロリーを減らすことにしか注目していないし、微生物叢や炎症の可能性、あるいは食の快楽にはまったく注意を払っていない。これらがみなメンタルヘルスの向上に深くかかわっていることは、科学的に裏づけられているのに。減量ダイエットはまた、食品の栄養素密度（カロリーあたりどれくらいの栄養素が含まれているか）にも注目していないことが多い。これは次章で見ていくが、感情の健康に非常に重要なのだ。

減量するには摂ったカロリーを消費すればいい、とよく言われるが、カロリーが処理される間に体内で何が起きているかも重要で、それについてはようやく解明が始まったところだ。炎症は過食の一因になりかねない。腸から脳へ届けられる「もう十分食べた」という信号が、炎症によって妨げられる恐れがあるからだ。超加工食品は非常に単純な炭水化物や糖、不健康な脂肪との組み合わせが多く、腸が脳に送る満腹信号を狂わせるので、加工食品を食べること自体が体重増加の危険因子だと考える研究者もいる。

２０１９年、国立衛生研究所（ＮＩＨ）の研究者ケヴィン・ホールは、加工食品は本当に体重増加を引き起こす原因になりうるのかという疑念を抱いた。そこで彼は超加工食品の影響に関する初のランダム化比較試験を実施した。期間は4週間、対象は20人の健康な成人である。研究のために、被験者たちはみなＮＩＨの入院施設に滞在し、それによりＮＩＨの研究者は被験者たちが4週間食べたものを正確に把握できた。

被験者は無作為にふたつのグループに分けられた。前半の2週間、第1のグループは超加工食品を食べ、第2のグループはホールフードを食べた。後半の2週間は交代して、第1のグループがホールフード、第2のグループが超加工食品を食べた。食事は毎日3回で、時間は1時間。さらに超加工食品かホールフードか、彼らがその日に食べたものと同じカテゴリーに属するおやつが与えられた。被験者たちは食べたいだけ食べていいし、食べたくないなら食べなくていいと言われた。どちらの食事も総カロリー、エネルギー密度、主要栄養素、糖分、ナトリウム、食物繊維が同じ値になるよう設定されていた。超加工食品の朝食は市販の大量生産された朝食サンドイッチ（ターキーベーコン、卵、アメリカンチーズをイングリッシュマフィンに載せたもの）、テイタートッツ〔指先ほどの小さなフライドポテト〕、オレンジジュースだった。ホールフードの朝食は、スクランブルエッグと手作りのハッシュブラウンポテトのオレンジ添えだった。

各グループともに、ホールフードの週にも毎食同じカロリー量の食事を提供されたにもかかわらず、超加工食品の週は毎日平均して500カロリー多く摂取した。各グループともホールフードを食べた2週間の間に、各被験者の体重は約0・45キロ減った。超加工食品を食べた2週間の間に、体重は0・45キロ増えた。

超加工食品が栄養素の欠乏によって感情の健康を妨げる件については、次章で詳しく述べよう。しかし太りすぎによって起こる炎症が精神的安定を妨げることを懸念するなら、超加工食品を避けるのも対処法のひとつだ。

私が取材したなかで体重と食事について意見を述べた研究者はみな、食事というより栄養素（しばしばホールフードという形で登場する）に注目すべきだと述べている。体重より栄養素に注目するのは、あなたが望む結果、つまり豊かな人生を手に入れるために、はるかに効果的だと思われる。

「食事と栄養素とメンタルヘルスの関係は、体重とはまったく別個の問題に思われます」とジャッカは言う。「体のサイズのことは忘れて、食事の質に目を向けましょう」。ダイエット文化のメンタリティは、オール・オア・ナッシングの考え方につながりがちだ。M&Mをひとつかみ食べてしまったから、ひと袋食べるのも同じよ、といったふうに。しかし研究によれば、健康のための食事で重要なのは食事のパターンであって、完璧である必要はない。

「SMILES試験では、被験者の体重が変わらなくても鬱症状は大きく変化しました」とジャッカは続けた。「このテストでほとんどの被験者は太め、あるいは太りすぎでしたが、誰も体重は減りませんでした。そこは重要な点ではなかったのです」

腸の研究家、アンバー・アルハデフはこんなことを教えてくれた。「私は科学的な理由から、ダイエットには反対です。快感を得られるものを食べなさい。そうしないとそれこそ問題を抱えることになります。私は果物と野菜が大好きだけれど、デザートも好きです。だから毎日デザートを食べます。デザートが好きだし、人生で得られる大切な喜びですから」

体重にこだわらず、食べものでメンタルヘルスを改善することは可能だ。これは変革が必要な業界において、革命的なメッセージだ。体重を変えたいかどうかは、あなたが主治医（入念に選ぼう）と決めればよいことだ。

超加工食品と体重増加には関連性があるが、ジャンクフードを食べても痩せている人がいることも事実だ。太っていない人が必ずしもホールフードを食べているわけではない。だが体重よりもホールフードに注目することは、科学的にも感情的にも理にかなっている。

食事は個人の行為で、自発的な食事制限であっても、乱れた食事につながりかねない。私は苦労の末、そう考えるに至った。私は子どものとき、肥満や経済的事情を理由に、食べるのを我慢させられたことがあった。大人になった今でも、当時の欠乏感は忘れられない。食べものの選択は、自立した成人だからこそできる喜ばしいことで、それは今も深く心に沁み込んでいる。ときどきストレスがたまると、冷蔵庫がいつになくいっぱいになっていることに気づく（メンタルヘルスをサポートする食品ばかりだが、それにしても多すぎる）。私は不安を感じると、食べものの心配はないという安らぎを得るために、必要以上に買ってしまうのだ。しかしひとつわかったことがある。私たちは食の伝統を伝えるのと同じように、食にまつわる神経症も伝えてしまっているのだ。

これは誰の「落ち度」でもない。子どものときに食べものについてこういう考え方を教わったのは私の落ち度ではないし、当時の常識を私に教えた人の落ち度でもない。しかし大人になった今はもう、それは私の責任だ。そして私は食べものと闘うのではなく、食べものを最大限に活用することに集中して、自分の食生活の物語を書き換えているのだ。それ自体が、私にとってメンタルヘルスのセルフケアになる。ネガティブな体のイメージはどんどん膨らんでいくので、自分は不完全だと感じ、体重を減らしたとしても、けっして十分とは思えないのだ。

もし私たちが、太りすぎの人は愛されるに値しない、尊敬されるに値しない、優しくされるに値しないと言われる世界に住んでいたら、と想像できるだろうか。それでは本当にメンタルヘルスが低下してしまう。

第5章　栄養素と健康情報

「未来の医者は人間を薬で治療するのではなく、
栄養で病気を治し予防するようになるだろう」
トーマス・エジソン

エジソンが生きていたのは約1世紀前、今では手に入る多くの有効な薬がまだない時代だった。まさに彼の洞察した通りなのだが、メンタルヘルスをサポートするための食事は、「この食べものさえ押さえておけば大丈夫」といったものではない。それは経口避妊薬に対する考え方と同じ、希望的観測だ。科学は今、還元主義的な考え（この栄養素を食べれば永久に心が健康でいられる）から離れて、システマティックな考え方（食べものはさまざまなレベルで私たちの体に作用する）を受け入れようとしている。

答えは食事のパターンにある。つまりさまざまな栄養素とともに、食べて快いもの、微生物叢をサポートする食べもの、抗炎症作用のある食べものを定期的に取り入れるのだ。これにはエビデンスがある。メンタルヘルスに有効な食事（たとえば地中海地方、沖縄、ノルウェーの食事）には果物、野菜、全粒粉、抗炎症性の油脂がふんだんに使われている。これらはメンタルヘルスの改善につながる栄養素だ。驚くことではないが、こういった料理にはホールフードを喜ばしいものとして称賛する文化がある。

食品とそこに含まれる化合物は非常に複雑だ。錠剤からは得られない、体内でビタミンの処理を助ける化合物が食品には含まれている。ナッツは脂肪分が豊富だからと避ける人もいるだろう。しかしその脂肪があるからこそ、ビタミンEなどナッツの他の脂溶性ビタミンを、体が吸収できるのだ。システムはきちんと働いている。私たちがそれを適切に使えていないだけだ。

栄養素と快楽が連携することもある。腸には脂質を感知する受容体があり、脂質の感覚を味わったという信号を脳に送る。アルハデフはこの腸と脳のつながりを「第6感」と呼んでいる。

腸の感覚

栄養素を感知する腸の感覚は腸内微生物叢の影響を受けるが、腸の感覚そのものは独立している。前章で述べたように、研究室では腸内微生物叢を持たないマウス（今のところ、人間ではこういった研究はできない）を飼育できる。微生物叢を持たないマウスにも腸の感覚はある。腸内の栄養素が迷走神経を活性化することもわかっている（腸内微生物叢が迷走神経を通信デバイスとして使っていることも思い出してほしい）。マウスの迷走神経を切断すると、脳への脂肪の影響が抑制されるからだ。

知識のうえでの根拠はほとんどないが直感でわかる、という感覚を英語ではよく「腸で知っている」と表現する。前述したように、腸には独自のニューロンと神経系があり、脳と直接つながっている。腸の感覚というものがあることが、今では科学的に証明されている。アルハデフによれば、腸は消化器官の受容体と輸送体を通じて食べものを感知するのだという。腸はその内容を脳のニューロンに伝えて行動を促す。腸の感覚は食に関係する他の感覚、つまり味覚や嗅覚や触覚とは無関係に働く。研究によると、腸はどんな食べものが入ってきたのかを感知すると、脳に信号を送る。食べものが直接腸に注入されても、つまり噛んだり飲み込んだりしなくても、それは同じだ。鼻がにおいに反応するように他の感覚が引き金を引かなくても、腸は食べものを感知するのだ。

脳のハングリーニューロンを思い出してほしい。空腹と怒りの両方を感じ、食べものを食べると活動を停止する神経だ。アルハデフらの研究によると、マウスの胃に直接食べものを入れても、口から食べた場合と同じように、ハングリーニューロンが沈静化したという。

マウスの腸に直接食べものを入れると、他の感覚からの合図がまったくなくても、腸と脳の食べものに対する反応が活性化され行動が促されるという研究は数多くある。ひとつ例を挙げよう。

マウスに2種類の砂糖を含まないフレーバーを嗅がせる。マウスに片方のフレーバーのついた餌を食べさせたのち、砂糖を直接腸に注入する（口には入れないので、実際に砂糖を味わうことはない）。もう一方のフレーバーを食べさせる際には腸に砂糖を注入しない。その結果、マウスはつねに砂糖を注入されたほうのフレーバーを好むようになる。これにより、腸から脳に報酬の通知を送るのに食べものを口で味わう必要はないのだということがわかる。また、食べものを直接マウスの胃に注入すると、味覚や嗅覚その他の感覚がまったく関与しなくても、ドーパミンの信号が直接脳に送られる。つまり、食にかかわる感覚的体験とはまったく別に、腸がすべてを推進する純粋な報酬感覚があるのだ。

確かに私たちは食べものを味わうのが好きだし、食べるという行為を愛している。しかし脳への報酬は、腸のセンサーの活性化が大きな部分を占めている。噛んで吐き出すダイエットがうまくいかないのも、糖分や脂肪分の多い食べもので満足感を得られるのも、そのためだ。

脂肪と糖は異なる経路で脳に届く。ゆえに脂肪も糖も豊富な食品を食べると、脳は複数の経路からの快楽信号であふれかえるかもしれない。これは人間にとってとくに重要なことだ。自然界には糖も脂肪も豊富な食品というのはあまり存在せず、通常はどちらか一方だけだからだ（自然界はそうすることで私たちに恩恵を施してくれているのかもしれない）。キャンディバーやペストリー、いい香りのする加工食品など、糖と脂肪を存分に含む食品は人工的なものにしか見当たらない。嗅覚を失ったシェフがそれでもシナボンを楽しめたのは、このことも関係しているかもしれない。シナボンには糖も脂肪も豊富に含まれているからだ。

人工甘味料は実際、人の心を翻弄する。人工甘味料は砂糖と同じ報酬信号を送らない。口のなかでの味わいはほとんど同じだが、腸はだませない。ほんの5年前にはなかった技術で、覚醒している動物の行動から彼らの神経作用を即座に見ることができる。人工甘味料が砂糖と同じ報酬信号を送らないことや、人工甘味料の報酬があまり長く続かないこともわかるのだ。「腸の感覚は食べるという行為においてもっとも重要な感覚だと思います」。私が研究室を訪ねたとき、アルハデフはそう言っていた。

栄養素と精神的安定

栄養素は、体が生き、成長し、力強くなるために使うものだ。6大栄養素（7つあるという科学者もいる）とは脂肪、タンパク質、炭水化物、ビタミン、ミネラル、水、そして論争の的になっている食物繊維だ。

食事で取れる栄養素は、主要栄養素と微量栄養素というふたつのカテゴリーに分かれる。主要栄養素は体が大量に必要とする栄養素で、体にエネルギー（カロリー）を供給する。脂肪、タンパク質、炭水化物だ。微量栄養素は主要栄養素ほど大量には必要ない栄養素で、ビタミンやミネラルを指す。ビタミンの多くはアルファベットで識別され、子どもでもわかりやすい（ビタミン

Dとエルゴカルシフェロールと聞いて、どちらを食べたくなるだろうか？）。

人間がたんなる有機化合物の集まりではないように、食品もたんなる栄養素の集まりではない。食品を栄養素としてのみ評価し、栄養素の集合体として見ることは、栄養主義と呼ばれる。食べるのが好きな人にとって、栄養主義はよく言えば役に立たないパラダイムで、悪く言えば有害だ。私たちを快楽から遠ざけてしまうからである。私たちはすでに、食の快楽が人間と食物の関係の重要な要素だということを見てきた。しかしそれは、1日あたりの推奨摂取量のような政府を後ろ楯にした表に収まるような尺度で簡単に測れるものではない。1日にこれだけの快楽が必要だとは言えないのだ。

栄養主義的な言い方をすれば、ヨーグルトはカルシウム、ビタミンD、細菌のラクトバチルスの混合体ということになる。しかしヨーグルトを食べる際に味わうのは栄養素ではなく、口に広がるクリーミーさ、独特の味、場合によっては刻まれた果物などだ。栄養素について語るとき、私たちは何を語ればいいのだろう。果汁のしたたる熟したモモ、温かいチキンスープ、歯ごたえのあるパン、ふわっとしたマカロン、ぱりっとしたサヤマメ。栄養主義は木を見て森を見ず、いや、栄養素を見て食べものを見ず、なのだ。

栄養不足がメンタルヘルスの不調に関与し症状を悪化させる重要な証拠があるので、栄養素の意義を理解することは大切だ。また、ある種の栄養素を増やすと、ストレス反応、鬱症状、全般的な気分が改善することが報告されている。さらに、セロトニンやドーパミンのような神経伝達物質を作る前駆体として必要な栄養素もある。

栄養素の事例研究　長鎖オメガ3脂肪酸（DHAとEPA）

次章では、精神的安定をサポートしてくれる栄養素と食品をリストアップしており、食料品店に行ったりメニューを選んだりする際の参考になると思う。食べものと気分の関係についてどのような研究が行われているかを知ってもらうために、ここではある栄養素について掘り下げて説明しよう。

2006年にアメリカ公衆衛生局の研究者ジョセフ・ヒッベルンが、オメガ3脂肪酸の摂取で攻撃性が低下すると発表したことを思い出してほしい。彼はそれまでにもオメガ3に関する報告を発表していて、これらの研究がこの20年間、食べものと気分に関する研究にインスピレーションを与え、火をつけたのは間違いない。第6章では、精神的安定の向上にかかわる10種類以上の栄養素について触れる。どれもそれだけで1冊の本ができあがるような栄養素だ。しかしオメガ3は、一般的に栄養素が精神的安定をどのようにサポートしているかを理解するのに役立つ特筆すべき研究が行われており、そのニュアンスを伝えるのに重要な導入部となる。では、栄養素がどのように役立つのか、その一例として、オメガ3について少し細かく説明していこう。

バター、油、霜降りステーキの白い筋など、すべての脂肪にはその化学組成の一部として脂肪酸が含まれている。脂肪酸にはさまざまなタイプがあり、その化学組成によって識別される。脂肪酸の仲間に、多価不飽和脂肪酸（PUFA）と呼ばれるものがある。PUFAにはおもにふたつのタイプがある。オメガ6とオメガ3だ。オメガ3にはさらに3つのタイプがある。DHA、EPA、ALAだ。3つのなかでDHAとEPAは長鎖オメガ3脂肪酸と呼ばれ、精神的安定をサポートするというエビデンスがもっとも多くある。ALA（短鎖脂肪酸）がどのように役に立つかについては後述するが、ここではDHAとEPAに焦点を当てよう。つまり次のようになる。

脂肪→脂肪酸→多価不飽和脂肪酸→オメガ3→長鎖オメガ3脂肪酸（DHA、EPA）

DHAとEPAはメンタルヘルスをサポートする栄養素としてもっともよく研究されている。その利点は数多くあるが、その一部を挙げると、睡眠を促進し（メラトニンの生成をサポートする）、不安を緩和し、鬱症状を軽減する。オメガ3は脳の海馬（不安時に収縮する）を保護する。鬱病患者は血中のDHAとEPAのレベルが低くなっていることが多い。鬱病患者にDHAとEPAのサプリメントを服用させると、鬱症状が軽減したという研究報告もある。

DHAとEPAはメンタルヘルスを強化する働きを持つ脂肪で、気分ともっとも関係の深い栄養素のひとつだ。脳を乾燥させると重量の50から60パーセントが脂肪で、その約半分がオメガ3脂肪酸なので、これは理にかなっている。さらに、脂溶性ビタミン（A、D、E、Kなど）を脳に届けるためには、脂肪を摂る必要がある。

オメガ3は体に重要であるにもかかわらず、体はこれを作り出すことができない。人間はオメガ3を食物から摂るしかないのだ。体が適切に機能するためにこれらを食べなければならないので、オメガ3は「必須」脂肪酸と呼ばれている。

ＤＨＡとＥＰＡは脂肪分の多い魚や海藻、藻類に多く含まれている。魚は自分でオメガ3を作ることができない（私たちと同じだ）。魚は微細藻類を食べることや、微細藻類を食べた他の魚を食べることによってオメガ3を豊富に得ることになる。人間はマグロを食べ、マグロはニシンを食べ、ニシンは微細藻類を食べ、オメガ3は食物連鎖で運ばれていく。

藻類には4万以上の種があり、他に比べてＤＨＡやＥＰＡを多く含む種もある。ＤＨＡとＥＰＡの量は、日射量や温度などいくつかの要因によって増減する。養殖藻類はＤＨＡをより多く含むよう調整することができる。藻由来のＤＨＡは、すでに牛乳その他の製品に添加されたものが普及している。こういったＤＨＡ強化食品は、この20年の間にＤＨＡ研究が進み、多くの健康効果が示されるようになった結果生まれた。

30回以上の臨床試験により、ＤＨＡとＥＰＡが鬱病患者によい効果をもたらすことがわかっている。魚を多く食べる地域で鬱病や気分障害になる率が低いという統計に基づき、研究者たちは何年も前からそのつながりに注目してきた。そして計15万人を対象としたさまざまな研究を分析した結果、魚をたくさん食べるほど鬱病にかかるリスクが低くなることがわかった。

また、忘れてはいけないのは、脂肪はおいしいということだ。脂肪は食べものに味、食感、香りを与える。脂肪はそれ自体が味わいを持ち、他の味わいを伝える導管となり、他の味わいを濃縮する。脂肪は舌をまろやかに包み、食べ終わったあとも味わいの余韻を残す。脂肪は心地よく、満腹の快感を引き延ばし、ドーパミンといったリラックスさせるホルモンを分泌させる。脂肪はタンパク質や炭水化物よりもグラムあたりのエネルギー量が多く、進化のうえで、脂肪を好む者が狩猟採集時代を生き延びたことを意味する。

人間は脂肪を欲しがるようにできている。たとえ舌で味わっていなくても、脂肪を摂取したときに腸の感覚が反応することを思い出してほしい。そして舌の上に載せれば快楽を与えてくれる。私たちがどれだけ脂肪を愛しているかを知れば、そして脂肪がどれほど私たちの気分をよくしてくれるかを知れば、私たちは脂肪を自分のために利用することができる。

オメガ3は体内で感情に関係したいくつかの機能を果たす。生物はすべて細胞からなり、細胞には半透性の膜がある。半透性とは、細胞膜（オメガ3によって強化されている）が栄養素を取り入れ、毒素を外に出せるということを意味する。また、膜のおかげで細胞の機能は内側にとどまることができる。健康な細胞膜は入口と出口を等しく守る優秀な門番で、健康な細胞の機能は心身すべての健康の基礎となる。

前述した第3の主要なオメガ3であるＡＬＡは、「短鎖」という化学組成を持つため、短鎖オメガ3脂肪酸と呼ばれる。ＡＬＡはクルミ、アマニ、葉物野菜などに含まれている。脂肪分の多い魚や藻類を十分に摂取できない場合、体はＡＬＡの一部をＥＰＡやＤＨＡに変えて不足分を補うことができる（ただし人間は自分ではオメガ3を作れないので、当然オメガ3を摂取しなければならない）。しかしＥＰＡやＤＨＡを作る能力は、遺伝や性別といった条件で異なる。人間の体がひとりひとり違うのと同じだ。もっとも、ＥＰＡやＤＨＡを得る方法としてＡＬＡを食べるのは、かなり効率が悪い。長鎖脂肪酸に変換できるのはＡＬＡの約10パーセントにすぎないからだ。

私たちの多くは、どのオメガ3も十分に摂れていない。さらに悪いことに、ほとんどの人は前述したもうひとつのＰＵＦＡ、オメガ6を過剰に摂取している。オメガ6自体は悪くないのだが、大量に摂取しているために、脳を保護しているオメガ3を押し出してしまうのだ。大量に摂取してしまう大きな理由のひとつは、オメガ6がトウモロコシとダイズに多く含まれていることだ。このふたつの食品は栽培コストが低いので、多くの加工食品に含まれている。オメガ6とオメガ3の理想的な摂取比は2対1だ。現在、加工食品を多く食べる国では、それが約20対1の割合になっている。このアンバランスが炎症を引き起こし、ここまで見てきたように、気分と感情の問題を引き起こす一因となっているのだ。私たちはオメガ3が適切に摂取できるような食事をしなければならない。

オメガ3が十分に摂取されている脳では、不足している脳よりも神経伝達物質の伝達が速い。台湾の中国医薬大学の心身インターフェース研究所所長、蘇冠賓は、研究所から最先端の二光子顕微鏡で撮った写真を送ってくれた。栄養不足の脳では他のニューロンとの結合が少ないことがわかる写真だ。精神疾患は脳の小さな血管の変化に影響される。蘇は実験でラットの脳の血管に閉塞を作った。オメガ3を与えると、ラットは閉塞から回復したという。オメガ3には保護効果だけでなく治癒効果もあるようだ。

主要栄養素と意思決定

ベルリンのパク・ソヨン博士は、食べたものが脳にどのような影響を与え、その結果、意思決定や行動にどのような影響を与えるかを研究している。彼女は神経科学と栄養学という、彼女に言わせると切っても切れない関係にあるふたつの分野でキャリアを積んでいる。パクは神経科学で博士号を取ったが、食べものが思考に影響を与えるメカニズムについて研究することになろうとは予想していなかった。しかし幅広い研究を重ねた結果、食べものによって、意思決定に影響を及ぼすほど脳が変化するということを発見した。この関係は人類が誕生した時代にまでさかのぼる可能性があるという。

ビデオ通話をしていると、彼女の背後から赤ちゃんの泣き声が聞こえてきた。まずい、と私は思った。彼女は気が気でないに違いない！　後ろで赤ちゃんが泣いているのだもの、彼女に決まりの悪い思いをさせてはいけない。自分にも背後で赤ん坊に泣かれて不安だった母親の時代があったのだ。そこで彼女を安心させようと思ってこう言った。「赤ちゃんを連れてきて見せてちょうだい。私は赤ちゃんが大好きよ！」私がやりすぎといっていいほど大げさに言ったのは、数年前に母親になったとき、生活が一変してしまったことを申し訳ないように感じていた自分への償いだったのかもしれない。

パクの下した結論はじつに見事だった。「大丈夫、今は夫が世話をする番だから」と断言し、隣室で赤ちゃんをなだめている夫に手を振った。それを聞いて私はパク・ソヨンが大好きになった。彼女は赤ん坊を隣の部屋に置いて自分の画期的な研究について話すことができるし、子どもの面倒を見るのは父親の役割でもあるということを知っているのだ。ベビーシッターではなく、父親なのだから。

パクはドイツ人間栄養研究所で意思決定神経科学部門の長を務めている。食べものが脳に与える影響を研究する多くの学者たちと同じく、彼女は新たな研究技術によって可能になった劇的な発見をして、この分野に足を踏み入れたのだった。

多くの研究者に言えることだが、パクにとっても人体は「魅力的であると同時にもどかしいもの」だった。人体はすべてのパーツが非常に複雑に絡み合っているので、パーツを互いに切り離して研究するのが難しい、総合的システムだ。そこで2018年、彼女は人々のリスク行動が食べたもので変わるのか、という研究を考案した。

87人を対象に行った実験で、彼女は約2週間の間隔を空けて、2日間、被験者をひとりずつ連れてきた。被験者には毎回、さまざまな食べものを盛った朝食を食べさせた。そして朝食の前後に被験者から採血した。提供される朝食は、1回は炭水化物よりもタンパク質が多い食事、もう1回はタンパク質よりも炭水化物が多い食事だった。食事を終えて3時間後、被験者は現金を山分けするゲームに参加する（研究の被験者としては悪い仕事ではない）。

ゲームは次のように進められる。被験者は、別の部屋にゲームの参加者がもうひとりいると告げられる（実際は別室にいるのは研究者たちだ）。別室の「人物」は提案者と呼ばれ、現金の山を持っていて、自分と被験者とで現金をどのように分けるか提案することができる。その日によって炭水化物やタンパク質でお腹をいっぱいにした被験者がその提案を受け入れたら、両者ともに現金を手に入れられる。被験者が提案を拒否したら、どちらも現金を手に入れられない。

これは「社会的意思決定」問題と呼ばれ、次のような疑問に答えるための研究だ。

○不当な扱いを受けながらも任意の判断で利益を得られる場合、人はどのように対応するのか。

○他者との関係において、成り行きで労せずして大金を得ることについて、人はどう考えるのか。

○財産の共有をどこまで許容できるのか。

○選択肢を提示されて選ぶ際、自分が不当に扱われ他人が有利になっているとき、人は何を指針にするのか。

これらの疑問についてどう考えるかで、人がより大きなコミュニティや環境にどうやって適合するか、あるいは人間関係の折り合いをどのようにつけるかが決まってくる。そしてこれは、心を健康に保つための重要な指標にもなりうる。また、世界をもっと公平にするために努力している私たちにとって、これらは興味深い哲学的な問いでもある。しかしこの研究は本来中立的な状況に対する被験者の内的な認知に焦点を当てたものなので、被験者の過去の経験すべてが生かされることになった。

パクは朝食の内容を変えることで行動がいかに変わるかに驚いた。タンパク質を多く含む朝食を食べた日には、被験者は提案を受け入れる率が高く、提案された額がいくらであろうと、その不労所得を手に入れた。その額はつねに「提案者」の取り分より少なかった。不公平感や怒りよりも、私欲と論理的思考のほうが上回っていたわけだ。しかし炭水化物を多く食べた日には、被験者は提案を拒否する率が高く、相手のほうが現金を多く手に入れるのは不公平だと感じていた。たとえそれでどちらも現金を得られないとしてもだ。被験者が炭水化物を多く食べたときには、少なくともいくらかはお金が得られるという私欲よりも、怒りのほうが勝った。

タンパク質は提案者と被験者が不公平な配分でもいくらかお金を手に入れるという結果を引き起こし、炭水化物はどちらもお金が手に入らないという結果を引き起こした。

このような結果が出た理由として、ひとつの大きな手がかりが浮かび上がった。被験者の行動の変化は、血中のチロシンというアミノ酸の量と相関関係にあったのだ。そしてチロシンの量は、彼らのタンパク質の摂取量と相関関係にあり、タンパク質を取った被験者にはより多くのチロシンが見られた。チロシンは快感をもたらす神経伝達物質ドーパミンを作る前駆体である。つまりチロシンがあれば続いてドーパミンが生成されるのだ。被験者の行動が、炭水化物よりの朝食を取った場合と比べてどれほど変化するかは、チロシンの量によって正確に予測できた。食物摂取によって社会的行動が予測できたのだ。そして同じ人間が異なる食物を食べると社会的行動が変化した。

これはパクにとって衝撃的な結果であるとともに、科学と人類学の両分野にも波紋を広げた。彼女の発見に興奮した世界中の研究者から電話がかかってきた。

人類学者のなかには、進化の過程で食べものがなぜ人間の感情に影響を与えるようになったかを論じるにあたり、パクの研究を根拠とし、全米科学アカデミー紀要に仮説を発表する者もいた。その説によれば、狩猟採集生活を送っていた頃、人間は多くのタンパク質を摂取していた。当時は食べものを保存できなかったので、集団が生き延びるために食べものを分け合っていた。集団が大きければ、大きな保護と力を得ることができたからだ。当時は大きな集団で生活することに利点があったので、隣人が余分な食べものを得てもいらいらするなという社会的圧力も強かったのだろう。それでこの時代には、タンパク質を多く摂取するとドーパミンが生成されるように体が適応していったのだ。ドーパミンを十分に、しかし過剰には分泌しないことがメンタルヘルスにとって重要だということが、今ではわかっている。

仮説は次のように続く。人間が作物を栽培する農業社会に進化すると、食物に占める炭水化物の含有量が増大した。人間は食べものを貯蔵することを学んだ。私有財産を持つようになり、公正さに敏感になったことから、社会規範が発展した。こういった感性を強く主張し、違反した者を罰するために、複雑な法システムが作り上げられた。こうして私たちの体は炭水化物と所有感覚を結びつけるよう進化（見方によっては退化）したのだ。私のものは私のもの、そしてあなたのものもひょっとしたら私のものであるべきだ、というように。

そもそも人間は、社会的進化を生物学と関連づけて決定的に証明できる段階にはないので、これはたんなる学説にすぎないのかもしれない。すべての説明がつく大統一理論は魅力的だが、それはパズルのピースがぴたりとはまったときのように、すべてがシンプルで正しく思えるからだ。しかし私たちに利するものを発展させ、そうでないものを排除することが進化だとすると、私たちの生物学的進化はピースがぴったりはまったパズルのようなものなのかもしれない。

数年前まで食べものや社会進化にかかわるとは考えてもいなかったというパクに、現在の研究に携わるようになって食事の仕方が変わったかどうかを尋ねてみた。

「いい質問ですね」彼女は言った。「以前より意識するようになりましたが、もちろん精神的に辛いときにはごはんをたくさん食べます。この研究について話すと、みなとても興奮するのですが、もっともよく聞かれる質問は、『楽しく暮らすためには、朝、妻に何を食べさせたらよいのですか？』なんですよ」。彼女はひと呼吸おき、私は憤慨してあきれ顔をするしかなかった。自分を抑えられなかったのだ。

「赤ちゃんの面倒を見てやれ、って言えばいいのよ」。数分前に泣いていたパクの赤ちゃんを思い出しながら私は叫んだ。「その人に赤ちゃんの面倒を見てやりなさい、そうすれば奥さんはハッピーになれるから、と言ってやればいいのよ。食べものが問題なんじゃないわ。赤ちゃんの面倒を見てあげなさいってこと」。真面目な話、こんなことまで科学に教えてもらう必要があるのだろうか。人類の黎明期《れいめいき》からずっとそうなのだ。配偶者を従順な人間に変えるために食べものをあれこれ変える算段をする前に、ただ赤ん坊の面倒を見てやれ、と言いたい。

パクは笑って、「もちろん、不公正な提案を受け入れさせるためにタンパク質だけの食事を勧めてなんかいないわよ」、と認めた。私たちは感じる存在、食べる存在であるとともに社会的存在でもある。そしてよりよい食事とは、食事パターンに注意して多様な食品を食べることを指す。しかし必要以上の快楽を与えるために脂肪や糖分が過剰な食品が作られている現代では、食べものが問題になる可能性もあると彼女は認めている。ホールフードを食べることと、料理をすることとは、最近では簡単ではなくなっている、と彼女は指摘した。

総合ビタミン剤を飲むだけではだめ？

巻にはたくさんの健康情報があふれていて、歯で噛み砕けるタイプのカルシウムチョコレートや必要な栄養はすべて配合されているという巨大な錠剤がなかったら、人類はどのように進化したのかと思うほどだ。もちろん真の答えは食べものだ。「植物はまさに錠剤のようだ」と腸の研究家エムラン・メイヤーは言う。

当然のことながら、食べる快感は錠剤では味わえない。また、有益な化合物を錠剤の形で摂取しようとしても、分子が大きすぎて血液脳関門を通過できず、錠剤の効果は限定されるというエビデンスもある。

さらに言うならば、植物には（錠剤と違って）自らの免疫システムがあり、人間が植物を食べると、その恩恵も受けられる。植物に自然に含まれる化合物（分子の集合体）のポリフェノールは、植物の免疫システムの一部で、害虫や過剰な日光によるダメージから植物を守ってくれる。植物によいものは人間にもよい。植物を守るポリフェノールは、食べると炎症を防ぐなど、人間も守ってくれることがわかっている。もちろんじゅうぶんに植物を食べるのはなかなか難しく、ほとんどの人が足りていない。また、ポリフェノールのサプリメントが、食品に自然に含まれているポリフェノールと同様に有効かどうかは研究者にもまだわかっていない。

それぞれの植物に含まれるポリフェノールの組み合わせはさまざまだ。わかっているだけで数千種類のポリフェノールがある。もっと存在するかもしれない。そのためひとつの植物に見られる組み合わせの可能性は膨大な数になる。一時期、多くの研究者はポリフェノールが抗酸化物質として作用すると考えていた。そのような考えが浸透していたのは、試験管を使った研究で、ポリフェノールが抗酸化物質のような働きを示したからだった。米国農務省はポリフェノールを抗酸化物質として扱うページをウェブサイトに設けていた。

その後、一部のポリフェノールは分子が非常に大きいため、そのままでは小腸に吸収されないという研究報告が示されると、ページは削除された。研究者はポリフェノールが試験管内でどう作用するかを計測し予測することができるが、食べものの形で摂取した場合、ポリフェノールが腸でどのように作用するかはまったく異なる。

これまでの研究で、食べものと人体の間には驚くほどの共生関係があることがわかってきたが、解明はまだ始まったばかりだ。有害な腸内微生物を抑制するポリフェノールもある。プレバイオティクスとして働くポリフェノールもある。有益な微生物がポリフェノールの大きな分子をむしゃむしゃ食べ、分解して吸収しやすくするのだ。錠剤の形ではこのようにむしゃむしゃ、というわけにはいかないだろう。ポリフェノールの大多数、約60パーセントはフラボノイドで、その一部は植物のさまざまな色のもとになっている。「虹を食べなさい」と助言されたことはないだろうか。理由はほかにもあるが、さまざまな植物からさまざまなフラボノイドを摂取できることがひとつの理由だ。栄養素は複雑だが、食べものは複雑ではない。

女性医学学会が女性の慢性疾患の危険要素を調査したところ、フラボノイドを多く摂取する女性は鬱病の罹患率が低いことがわかった。また、果物と野菜の摂取が鬱病や不安症の発症と反比例することが複数の研究からわかっている。しかし2022年の疾病対策センターの報告から、毎日十分に（1・5から2カップ）果物を食べているのは成人の12パーセントにすぎず、野菜を十分に（毎日2から3カップ）食べているのは10パーセントにすぎないことがわかった。

私だって、ケーキを食べて錠剤を飲んでそれで万全、ということにしたい。だがそんなことは無理な話だ。

サプリメントはあくまでも補助的役割を果たすもので、健康をサポートする食事パターンに取って代われるものではない。だが錠剤で摂取したほうがよい栄養素もある。その栄養素を含む食品を食べない場合にはとくにそうだ。海産物を絶対に食べないというなら、DHAとEPAをサプリメントで摂るのもよいだろう。亜鉛、マグネシウム、葉酸、ビタミンDは、他の栄養素に比べサプリメントで摂るほうが有益だということがわかっている。

食べものとメンタルヘルスのつながりを探る研究者たちに言わせると、サプリメントは食品に含まれるビタミンや栄養素の代わりにはならない。大事なのは栄養素だけではなく、それを運ぶメカニズムもなのだ。食品は食物繊維、何千ものポリフェノール、そして快感も運んでくれる。それはとても錠剤にできることではない。

加工食品

加工食品もメンタルヘルスと同じように多様だ。「本当の」食品とは何だろう。食べものが「非加工品」とみなされるためには、元の状態にどれほど近くなければならないのだろう。多くの代用肉は超加工食品とみなされる。たとえ植物由来であっても、その植物の自然な状態からずいぶん変化して、肉に似せられており、とても植物とは認識できないからだ。作家のマイケル・ポーランは『フード・ルール　人と地球にやさしいシンプルな食習慣64』〔ラッセル秀子訳。東洋経済新報社。2010年〕のなかで、一番よいのは、祖父母が知っているような原材料5つ以下で作られた食品を選ぶことだと書いている。新世代の代用肉のなかでもっともよく知られているもののひとつは、原材料を5種類以上使用している。そのいくつかは、私の賢い祖母でも発音できないし、ましてや認識などしていないものだ。

あまり知られていないが、食品加工に注目して食品を選ぶなら、役に立つのはNOVAだ（NOVAは名前で、頭字語ではない）。NOVAは2009年にブラジル、サンパウロ大学のカルロス・モンテイロが考案した等級法だ。ブラジルでは砂糖の消費量が減っているのに2型の糖尿病と肥満が増えているのはなぜか、という研究から生まれた。

ケヴィン・ホールが国立衛生研究所で、超加工食品を食べると摂取カロリーが高くなるという研究をした際にも、NOVAを利用した。NOVAの分類システムは国連にも採用されている

（文化を問わず役立つという証拠だ）。等級は1から4までの4段階に分かれていて、レベル4に入るのはもっとも手を加えられた食品で、メンタルヘルスをサポートするためには通常の食事パターンに加えるべきでないものを表している。グループは次の通りだ。

グループ1　未加工および最小限の加工がされているもの

まったく加工されていないか、ほとんど加工されていない食品。たとえば乾燥、破砕、粉砕、低温殺菌、焙煎、煮沸、あるいは冷凍されたもの。最小限の加工とは、食品の食べられない部分、あるいは不要な部分が取り除かれていることを指す。国連によれば、食品の加工がごくわずかなので「とくに大きな差がない」ものを指す。どの加工も食品を保存に適した状態にする（冷凍や醗酵）ため、あるいは「安全に食べられる、食用に向くようにする、快適に食べられる」ために施される。未加工あるいは最小限の加工がされた食品は、しばしばキッチンで食材として使われる。

例：低温殺菌牛乳、植物の可食部分（葉、実、種子）。

グループ2　加工された料理材料

グループ1の食品に加圧、抽出、精製といった工業的処理を施した材料からなる。これらの食品は微生物の繁殖を防ぐため、あるいは本来の品質を保つために添加物が含まれている場合がある。
例：油、バター、砂糖、塩、シロップ、ハチミツ。

グループ3　加工食品

グループ2の食材をグループ1に加えて作られた製品。
例：塩味のナッツ、魚の缶詰、焼きたてのパン、チーズ。

グループ4　超加工食品

食材を組み合わせた食品で、そのほとんどが工業用の原材料。これらの食品はそれ自体が化学修飾といった工業プロセスによって作られる。インスタントも多いが、食材として料理に使われるものもある（ブドウ糖果糖液糖など）。添加物が含まれていることも多い。たとえば朝食用シリアルや冷凍ピザの箱の側面を見てみるとよい。自分で料理する際には使わない食材が書かれているだろう。それが工業用食材だ。こういった食品は、収益性の高さ、口当たりのよさ、便利さを目的としており、グループ1、2、3の食品に取って代わる可能性が高い。
例：大量生産のパンやペストリー、インスタントスープ、マーガリン、ソフトドリンク。

食品がどの程度加工されているかを測る尺度はほかにもあるが、NOVAは広く利用されている。だが完璧ではない。低温殺菌は有益な細菌も殺してしまうのに、低温殺菌牛乳はグループ1に分類されている。しかし牛乳の低温殺菌は牛乳によく見られる有害な細菌（大規模な工業化された牧場の牛乳にはるかに多くみられるという専門家もいる）も殺してくれる。この処理をしなければ、飲んだ人が病気になったり、最悪の場合死に至ることもある。また、同じグループ内のすべての食品が同様に栄養価が高いわけではない。ハチミツと白砂糖はともにグループ2に属するが、ハチミツには砂糖にはない健康をサポートする成分が入っている。

それでもこの等級は役に立つ。超加工食品に頼りすぎの現状があるからだ。アメリカ人は摂取カロリーの平均58パーセントを超加工食品から摂っているという。そして一般的に国が裕福になるほど、国民は第4グループの食品を取るようになる。たとえばインドや中国では、この数十年にそういった変化が見られた。超加工食品の消費が増大している背景には、調理時間の減少（少なくともあわただしいライフスタイルになっている）がある。地域によっては、超加工食品が富と豊かさの象徴という場合もある。

超加工食品の割合が高い食事、つまり超加工食パターンの食事は、通常エネルギー密度が高く（高カロリー）、微量栄養素密度が低い（メンタルヘルスに役立つものも含め、ビタミンとミネラルが少ない）。そしてグループ4の食品を食べると、概してグループ1、2、3の食品の摂取を減らすことになる。ゆえに超加工食品を食べれば食べるほど、カロリーを多く摂ることになり、その反面、摂取できる栄養素が少なくなる。ケヴィン・ホールの国立衛生研究所での研究に示された通り、超加工食品を食べる人は1日平均500カロリー摂取しすぎているのだ。

採集したものや自分で栽培したものだけを食べるなら別だが、加工食品と非加工食品に白黒はっきり分けられるほど、世界は単純ではない。しかし、食料を十分に入手できる人が栄養失調になる一因は超加工食品への過度の依存だということを可視化するのに、この指標は役立つ。等級は完璧ではない。しかし時間に追われていたり食べたい欲求があったりするときでも、グループ1の食品が他に比べて健康的だということにばかり目を向けるのではなく、グループ4の食品に近寄らないようにするほうが有益な場合もある。

グループ4の食品には通常食品ラベルがついているが、その見方がわからないと混乱するかもしれない。超加工食品の陳列通路でどの商品にマグネシウムが一番含まれているかをラベルでチェックしたからといって、感情の幸福のために食べることにはならない。これは栄養主義にからむ問題のひとつだ。栄養素を信奉してチェックすればするほど、私たちは何を食べるべきかをラベルに頼ってしまう。新鮮な魚の切り身にラベルはつかない。ここまで見てきたように、超加工食品に頼ることは、感情のための食事を取ることとは正反対なのだ。

私が子どもの頃、シリアルの箱の裏に印刷されていた広告を覚えている。リンゴの写真とチョキュラ伯爵〔チョコレート味のシリアルのキャラクター。ドラキュラ伯爵を模している〕のシリアルボウルの写真があって、どちらのほうが糖分が多いでしょう、と問うものだ。リンゴのほうが糖分が多いと書かれていたのだが、チョキュラ伯爵に健康的な雰囲気をまとわせて、子どもたちにリンゴよりもチョコレートシリアルを食べさせようとしたのかもしれない。幼い子どもであっても、これが欺瞞であることはわかっていた。チョコレートマシュマロの入ったチョコレートシリアルのほうがリンゴよりもよい選択だなんてありえない。箱にはこう書いてあった。「私たちの体は、リンゴの糖分と同じように、チョキュラ伯爵の糖分を……エネルギーとして使っているのです」

単糖や精製炭水化物など、気分を落ち込ませる食品を避けたいなら、最上の対策のひとつは栄養表示の読み方を知ることだ。できない習慣にこだわるのではなく、加えられること、できることに焦点を当てるほうが大事だと私は考えてきた。ニュートリション・レビュー誌に掲載されたある研究によると、避けるべきものではなく、栄養素を加えることに注目したほうがよいという。

ラベルが教えてくれるのは、食品に含まれる糖分のうちどれくらいが添加された糖分かということだ。添加されるのはふつう単糖で、これは迅速にエネルギーを供給することができる（その後、悪名高い食後低血糖が起こる）。チョキュラ伯爵の糖分はおいしくするために添加されているが、リンゴの糖分は天然のもので、食物繊維とくっついているために糖が緩やかに吸収され、血糖値は急上昇しない。さらにリンゴからは、チョキュラ伯爵からは得られない栄養素とポリフェノールをたくさん摂取できる。私が子どものとき、ラベルに加糖という記載はなかったが、今では記載されており、添加された糖と全体の糖とをチェックするのに役立っている。

今、メンタルヘルスをサポートするために、個人でできる最良の策は、ホールフードの食事パターンを導入することと、自炊することだ。自炊しない人は、何がおいしいか、何が健康的か、何が食べる価値があるかについて、つねに他人の意見に翻弄され、料理できる人（あるいは食品を加工し包装する他人の場合が多いのだが）に判断を委ねる危険にさらされる。

栄養素の研究はなぜ厄介なのか

あらゆることを考慮しても、現在、人間の食事に関する研究室の能力には限界がある。「栄養素は、健康に関する研究のなかでも恐ろしく難しい分野です」と、地中海食とメンタルヘルスに関するＳＭＩＬＥＳ試験の筆頭執筆者、フェリス・ジャッカは言う。

まず、食品研究にはメカニズムや因果関係の問題がある。科学的研究とは、研究したい要因を限定し、それを制御因子と比較することだ。しかし食品は複雑なので、人体に影響を及ぼしているのがひとつの食品のメカニズムだと立証することが難しい。「私たちが研究室で議論するのは、『メカニズム』とは何を意味するか、ということなのです」と腸内細菌の研究者ピーター・ターンボーは言う。彼の研究室のメンバーは腸内細菌の複雑さを反映して、多様なスキルと知識を持つ人々だ。

「生化学者のベンに尋ねたら、メカニズムとは何かについて私とはまったく異なる見解を述べるでしょう」とターンボーは言う。メカニズムについての会話のなかで、ターンボーは彼が言うところの「食事虚無主義」について警告を発してくれた。科学の世界ではときどき、知れば知るほどわからなくなってくることがある。すべてを知らないからといって、お手上げだと諦めて1日中ポテトチップスを食べていればよいということにはならない。

第2の問題は、何をどれだけ食べたかを正確に報告してもらうのが難しいことだ。

2021年に発表された研究によると、食べたものすべてを記録するように言われた被験者たちは、毎日食べたカロリーの量を一貫して過少申告していたという。摂取カロリーが「かなり」過小評価されていたため、自己申告のデータを分析する際には過小評価を考慮すべきだと、この研究が警告を発するほどだった。記憶をもとに調査する場合にはどんなものでも、過小評価はありうる。食べる頻度を聞く(この食品をどのくらい食べますか? よく食べる、ときどき食べる、まったく食べない)、24時間以内に食べたものをすべて思い出して記録する、食べものの記録を推定する、といった手法は研究でもっともよく用いられる。モネル化学感覚研究所の研究者ダニ・リードはこう話す。「被験者の頭にウェブカメラをつけて口に何を運んでいるかを見下ろしでもしない限り、正確な測定は難しいでしょう。結局、記録する者と面談をする者の手腕にかかってしまうのです」

もし自分の食習慣を記録しなければならないとしたら、スプーンについたブラウニーの生地を舐めたのも記録するだろうか。科学では、そのひと舐めも重要なのだ。

さらに、もしレストランでパンを2枚食べたことを思い出しても、その材料が何だったかはわからない。ニンジンを食べたと言っても、直売所で買った地面から抜きたてのニンジンと、1か月も食料雑貨店に放置されていたニンジンとでは、栄養素密度が異なる。また特定の腸内細菌など、ここまで話してきた多くの要因によって体内での食べものの処理は異なる。

第3の問題は、これまで見てきたように、さまざまな理由で人間を使って実施できない研究があることだ。たとえばマウスの迷走神経を切り取るとどうなるか、といった研究は動物では可能だが、人間に行うことは医学倫理により禁止されている。現在の医学倫理では、研究のために人間の迷走神経を切り取るわけにはいかないのだ。さらに、人間で研究を行うだけの資金がない場合もある。齧歯動物よりも人間を研究するほうがはるかに複雑で費用がかかる場合が多く、やりたい研究をすべて行えるほど研究費に余裕はない。

超加工食品の摂取と体重増加を追跡調査した国立衛生研究所の研究は、かなり費用がかかった。4週間、研究所の構内に40人を収容したのだ。研究者たちは被験者のカロリー燃焼量を調べるために、被験者を何時間も代謝測定室に入れた。しかも研究開始前には、被験者になりうる人間を決めるために何百人ものスクリーニングを行っている。人々を隔離して長期間食事を管理するには、広いスペースと潤沢な資金が必要なのはもちろんのこと、一定期間閉じ込められ、ひと口食べるごとに管理され、測定され、監視され、体液の検査をされる実験に喜んで参加してくれる人がいなければ実現しない。多くの食物研究が食事の記憶に頼らざるを得ない理由のひとつがこれだ。また、食物摂取量に関する研究が小規模に見える理由のひとつでもある。わずか40人の被験者？　わずか4週間？　そう、人数を増やしてもっと長期間調査をするのは難しいからだ。食は非常に個人的で微妙な問題なので、その情報を提供してもらうのは、人によってはなかなか交渉が難しい。

第4に、食の研究では、被験者に何を食べているのかわからないようにするのが難しいという問題がある（まったく異なる量のプロバイオティクスを入れたヨーグルトの見かけをまったく同じにして、提供するくらいのことならできるのだが）。サーモンの代わりにハンバーガーを食べていたら、自分がどちらの対照群にいるのか、簡単に想像がつく。「研究者が好む、すべてを制御しすべてを計測する、といった厳密な科学調査を行うのは非常に難しいのです。しかしまずは始めなければなりません。そして栄養学では、エビデンスを総合的に判断する必要があります」とジャッカは言う。

科学には正確な測定が必要だ。英国で行われたワイルドブルーベリーに関する3つの研究（どの産業からも資金援助を受けていない）では、この果実が気分に影響を与えるという結果が示された。研究をランダム化し、制御するために、ブルーベリーは粉末にして飲みものに入れた。精神疾患のない人を対象に、ふたつの研究はブルーベリーが気分に与える短期的な影響（摂取後2時間）を調べ、もうひとつの研究は長期の影響（毎日飲んで4週間）を調べた。3つの研究とも、気分に小から中程度のポジティブな効果があることが示された。

食事の健康効果を研究するのは難しい。研究したり測定したりできる反応もあれば、温かいケーキを頬張ったときの喜びや、サヤマメを嚙んだときの歯ざわりなど、数値にできない反応もあるからだ。さらに、科学と経験の両方からわかるように、メンタルヘルスと精神的安定は複雑で、多くの要因に左右される。

比較的多くの情報があっても、政府が動いて資金を振り替えてくれるまでには時間がかかる。肺がんと喫煙に因果関係があるという研究は山ほど報告されていたが、喫煙ががんの原因になるという警告を書いたラベルがタバコの包みに貼られたのはようやく1969年になってからだったし、飛行機内の閉鎖空間で禁煙が開始されたのは1980年代後半になってからだ。コネティカット州にあった私の高校には、1990年代になってもまだ学生用の喫煙ラウンジがあった。科学が政策を変えるには時間がかかるのだ。もっとも、このプロセスがなければ、どんな馬鹿げた考えも同じ重みを持ってしまうだろうから、これはこれでよいのかもしれない。とはいえ、人々の役に立つ革新的な研究があっても、さほど有益でない場合もある。その一方で、私たちは自分のメンタルヘルスをサポートする食事を取ることで、自分自身の擁護者として行動できる。

年齢を重ねても心を守りたいと思うのはすばらしいことだ。老後までの時間を楽しむのもすばらしい。脳が存在するのは、より多くの仕事を作り出して働くためではない。2020年にライフコーチのマーサ・ベックがこんなことを教えてくれた。「体は、脳を会議から会議へと移動させるためだけにあるのではないのよ」

第6章　こころを健康にする4週間プラン

もうおわかりだと思うが、食は精神的安定の重要な構成要素だ。しかし研究結果が示すように、厳格さや完璧を求めすぎると、かえって感情の健康を損ないかねない。メンタルヘルスで重要なのは、自分ではどうしようもない人生のできごとに柔軟に対応することだ（力を発揮できる分野に取り組むことも大事だ）。だからこそ、管理可能で達成可能な目標に焦点を当て、最終的に食事パターンを変えていくことが重要になる。貧弱な食事パターンを正す方法を特定し、それに取り組むのは、とくに重要だ。自分がどんな人間かという現実に基づいて目標を設定できるからだ。

フードライターはときどき「見解」や「食の哲学」について尋ねてくる。私の祖父母なら食の哲学を持つなんてちゃんちゃらおかしい、と思っただろう。私も同意見だ。昔から多くの人間は、手元にあるものを料理してきた。家のキッチンに完璧を求める余地はない。さぞ雑然としていることだろう。完璧を目指すと、不幸になったり自信をなくしたり、あるいは何より悲惨で最悪なことだが、料理を断念することになるだろう。これはオルトレキシア、つまり清潔で純粋な食べものに執着する摂食障害の料理版だ。プロの料理人になる必要はない。ほかに得意なことがたくさんあるのだから。

次に挙げる提案事項は、食べものがいかに精神的安定に影響を与えるかについて、いくつかの分野の科学的知見を組み合わせたものだ。感情の幸福のために食べる際、注意すべき4つの要素を挙げている。すなわち微生物叢、炎症、栄養素、快感だ。これらは別々の概念だが、人体はシステムであり、感情は複雑なので、互いに影響し合いかかわり合う。4つの要素を1週間にひとつずつ意識していくことで（たとえば今週は微生物叢のために食べる）、何の違和感もなく着実に食事パターンを変えていける。

毎週、心を健康にするために、食事のさまざまな部分に焦点を当てていく。週ごとに焦点を当てる部分をローテーションしていって強化する。食事パターンだけでなく、脳にも多様性が与えられる。

このプランは、さまざまな食事制限と並行して行うことも、体について医師から助言を受けることも可能だ。すでに存在している何十億ものレシピを使うこともできるので、愛用の料理本を捨てたり、お気に入りのレシピサイトの閲覧をやめたりする必要もない。そしてそれぞれの週の食事が他の週の自分をサポートすることにもなる。多様な微生物叢をサポートする食べものが、炎症からも守ってくれるように。私はこのプランを繰り返し利用し、食の選択を見直す助けにしてきた。また、食べものに対し、健全で持続可能で科学に裏づけられた見方をできるようになった。栄養素にとらわれるあまり喜びを忘れてしまったり、喜びにとらわれるあまり炎症について忘れたりもしない。

心を健康にする食事は柔軟性に富んでいて、あなたが試してみたい、あるいはすでに自分のためになると考えている他の食事プランやタイプにうまく溶け込む。この食事パターンはほとんどのライフスタイルに合致し、制限するのではなく、有益な食べものを加えていくことに重点を置いている。あなたが食べる「べき」と考えているものと実際に食べているものの間にある食い違いは、それだけで難しい感情を生み出す。このプランを実行すれば、少しずつ簡単でおいしい変化を起こすことができる。

心を健康にする食事はあくまでもプロセスなので、毎週飽きることなく次の週につなげることができる。平均的なアメリカ人はカロリーの約60パーセントを超加工食品から摂取している。あなたはその平均の上のほうかもしれないし下のほうかもしれないが、もしあなたが超加工食品をまったく食べないというなら、それには理由があるはずだ。超加工食品が与えてくれる便利さや快楽爆弾から抜け出して、快感を与えてくれる食材を時間をかけて調達し料理するようになるのは難しいかもしれない。すべてを1か月で、というのは無理かもしれない。だがそれで大丈夫。私たちの感覚はとても鋭敏で、微妙な違いが大きな違いを生み出すからだ。

もちろん、プランを実行するのは大変なことだ！　激情のさなかにいると、セルフケアは後回しになりかねない。今まで生きてきて、思わず泣いてしまったり、お金で大損をしたりしたときが私にもあり、恐怖を感じるほどだった。未来に期待を持てないとき、自分に向かって「よい食の選択をしよう。そうすれば、将来もっといい気分になれるはず」と言い聞かせるのは難しい。だからこそ、少しずつ食事パターンを変えていけるというのは、とてもすばらしいことだ。

毎週4つのお勧め事項があり、その週の個人的なお気に入りのレシピ、食べものについてのアイデア、DIYプロジェクトも盛り込んだ。最初は1日ひとつ専念するものを選び、それを繰り返してメンタルヘルスをサポートする食品に慣れてきたら、すべてのお勧めを一度に取り入れるのにチャレンジするのもいいだろう。そうすればこれらのステップをたどることで新しい食事パターンに変えていける。

4週間の集中プランという小さな変化が、あなたの食事パターンの一部になる。最初の4週間、精神的安定のための食事に集中したら、あなたの食事パターンは次のような理想的なものになる。

○毎日少なくとも5カップの野菜や果物（野菜をたっぷり、とくに葉物野菜）を食べる。
○毎日醗酵食品を食べる。
○海産物を週に2～3回食べる。
○穀物を食べる際はつねに全粒穀物を食べる。
○レンズマメのような豆類を食べる。

○ナッツを食べる。
○オリーブオイルのような健康によい油脂を食べる。
○1日に少なくとも1回は調理したり準備したり、食材を選んだり（収穫したり）する。
○1日に少なくとも1回は、ほかの人と一緒に食事する（デスクで食事をしていたらほかの人が通りかかった、などというのは勘定に入れない）。

今あなたが食べているものとはまるで違うかもしれないが、4週間プランを複数回繰り返せば、心を健康にするための食事を習慣にできる。また、とくに感情的に辛い状況にあるときに利用するのも可能だ。変化は未知数だ！　私が科学者から聞いた内容や研究結果に基づく具体的な推奨事項もふんだんに盛り込んでいる。

第1週　微生物叢

最初の1週間は、科学的な裏づけのある、微生物叢内の細菌の多様性と種を改善する方法に焦点を当てる。

プロバイオティクス

毎日少なくともひとつは醗酵食品を食べよう。ラベルを見て確認することがふたつある。まず、砂糖を加えていないこと（善玉菌に害をなすおそれがある）。醗酵食品には自然の糖分が含まれているので、ラベルに「総糖分」と書かれているのは問題ないが、「加糖」の欄にはゼロと書かれていなければならない。次に、生きて活動する菌が入っていることを確認しよう。醗酵後に低温殺菌された製品には、善玉菌があまり残っていない。醗酵食品を加熱してはいけない。熱で多くの善玉菌が死んでしまうからだ。

○砂糖無添加のコンブチャ〔紅茶を醗酵させた飲み物。紅茶キノコ〕。
○醗酵した野菜。醗酵は漬けもののひとつだと覚えておくこと。すべての漬けものが醗酵しているわけではない。醗酵した野菜（ピクルスを含む）は冷蔵コーナーにあり、原材料に酢の記載はない。
○醗酵したカッテージチーズ。市販のカッテージチーズはほとんどが醗酵したものではないが、ラベルを見れば醗酵カッテージチーズを見つけられる。
○ヨーグルト。プレーンタイプのものを買って、自分で新鮮な果物や蜂蜜を加えよう。味つけされたヨーグルトを買う場合は、できるだけ加糖されていないものを探そう。
○ケフィア。ボトル入りで、「飲むヨーグルト」と呼ばれることもある。ヨーグルト同様、できるだけ加糖されていないことを確認しよう。ケフィアを飲むのが初めてなら、さまざまな味わいのものがあるので、いくつか試してみるとよい。

プレバイオティクス

毎日女性は少なくとも25グラム、男性は38グラムの食物繊維を取ろう。レベルアップするために、とくに水溶性食物繊維に注意を払おう。これは善玉菌の餌になる。水溶性食物繊維が多く含まれている食品はニンニク、タマネギ、オーツ麦、アスパラガス、クロマメ、キドニービーンズ、アボカド、ブロッコリーなどだ。

多様性

1週間に30種類の野菜と果物を買って食べること。できるだけ未加工のものを選ぶようにしよう。30種類と聞くと圧倒されるかもしれないが、おそらくすでに3分の1は達成している。小麦、トウモロコシ、米、レタス、トマト、タマネギ、バナナなどだ。野菜の種類と摂取量を増やすことを目標にして、食料品店に出かけよう。多様性に取り組んでいるときは、実際に何種類の野菜がカートに入っているかを数えて、順調に進んでいることを確認しよう。レジ待ちの列では時間に余裕があるかどうかを考慮しよう。リンゴ、バナナ、キウイフルーツ、パパイヤなどをひとつひとつレジで打っていると時間がかかるからだ。

自家製の醗酵野菜を作ろう

ザワークラウトは簡単だし、材料もふたつだけで、おまけにキャベツをもむのは瞑想的だ。テレビを見ながらでも、仕事の電話をかけながらでもできる。子どもが退屈しているようなら、やらせてみるのもお勧めだ。

ザワークラウト

材料（2リットル瓶ひとつ分）

○キャベツ（まるごと）　1個

○コーシャーソルト〔ユダヤ教徒のための清められた塩〕　大さじ1

1. キャベツの外側のしおれた葉を取り除き、1枚だけ取っておいて残りは捨てる。キャベツを4つ割りにし、芯を取り除いて捨てる。キャベツをリボン状に切る。
2. 切ったキャベツをボウルに入れ、コーシャーソルトを大さじ1杯加える。キャベツから水分が出るまで、5分から10分ほどもむ（5分でも十分だが、もむ作業を楽しむなら、10分間でもよい）。
3. キャベツを染み出た水ごと2リットル瓶に移し、キャベツが水に浸るように押し込む。取っておいたしおれたキャベツの葉を一番上に載せ、清潔な布を瓶の口にかぶせ、輪ゴムでとめる。キャベツが水面から顔を出すようなら、キャベツが隠れる程度に水を足す。

4．3日から10日ほど放置すると、表面に泡が浮かんで、キャベツに元々含まれている糖分を餌にして菌が活動していることがわかる。3日後に味見をして、好みの味に仕上がっていたら布をはずし、瓶の蓋をする。冷蔵庫で1か月ほど保存できる。

注記：キャベツが好みでないなら、ほかにもたくさん醗酵させられる野菜はある。人気があって醗酵しやすい野菜はニンジン、カリフラワー、スライスしたキュウリ、ラディッシュ、サヤマメなどだ。ニンニクも醗酵しやすい。1片ずつ分けて皮を取り除いて使う。洗って切った野菜を瓶に入れ、水2カップにコーシャーソルト大さじ1杯を溶かしたものを注ぎ入れ、1～2週間寝かせておく。

第2週　炎症

この週は、抗炎症作用のある食べものに焦点を当てる。サイトカインと呼ばれるタンパク質が脳に到達してダメージを与える可能性を減らそう。

抗炎症作用のある食品摂取に加え、マインドフルな調理に挑戦してみよう。長い時間をかける必要はない。炎症はストレスから生じる場合もある。ストレスを感じているのに発散できないとき、体が作り出すエネルギーを使うのに、調理は非常によい方法だ（実際にトラがいて逃げなければならないわけでもないので）。深呼吸できるようなくつろいだ気分で何かをすることによって、副交感神経（休息と消化の神経系として知られている）を活性化できる。

食料庫に常備できる抗炎症性食品

豆類、トマト、ナッツ、オリーブオイル、葉物野菜、脂肪分の多い魚（正直、すばらしいサラダになりそうな食材だ）。スパイスはとくに抗炎症作用が高い。なかでもターメリックは、（オレガノとともに）最高レベルの抗酸化作用があるため、最近注目されている。ターメリックの有効成分クルクミンは、メタ分析によると脳を保護し鬱症状を軽減する効果がある。食料庫にはお茶も常備しておこう。紅茶はコルチゾールのレベルを下げるのに役立ち、緑茶にはドーパミンの生成を促すアミノ酸が含まれている。

マインドフルな調理

繰り返し使える簡単な調理法を試してみよう。例を挙げておく。

○こねる

パン作りは瞑想的な行為で、「ブレディテーション」という言葉もあるほどだ。こねてたたむ作業を何度も繰り返すことによって、脳がリラックスしマインドフルな状態になる。生地の変化に気を配ろう。柔らかい生地が伸びたりでこぼこになったりなめらかになったりする。最終的に生地の感触でパンのできばえがわかるようになるが、それは1日にしてならずだ。次の休みの日にでも、ゆったりパンを作ってみて、どんなふうに感じるか試してみよう。そうやってだんだんとパターン化していく。もし時間に追われているなら、手始めに出来合いのピザ生地を買ってきてピザを作ってみるのもいいだろう。

○すりつぶす

挽いたコショウを買う代わりに、粒の黒コショウをすり鉢とすりこぎですりつぶしてみよう。

○叩く

ニンニクを叩きつぶして薄皮を取り除こう。肉を叩いて柔らかくするのでもよい。体を動かすことで、感情の高ぶりに伴うコルチゾールやアドレナリンの放出や、心拍数の上昇を抑えることができる。

○摘み取る

ハーブの茎から葉を摘み取るのは、時間に追われているときならいらいらするが、じっくり腰を据えてやれば瞑想的な気分になる。生のハーブは味覚を高めるので、平凡な卵料理やテイクアウトの箱入りピザでも、たとえばパセリをたっぷりふりかけると必ずおいしくなる。私のお気に入りはタイムだ。テレビを見ながらタイムの茎から葉を摘んでいると、すばらしい香りがする。

血糖値を安定させる

怒りや恐怖といった激しい感情に駆られると、体内に蓄えられていたブドウ糖を放出したり、感情をサポートしない食べものを選択したりして、血糖値の上昇や下降が起こる。107組の夫婦を対象にした3週間にわたる実験では、毎晩自分が配偶者に対し抱いている攻撃的気分の度合いに応じて、配偶者に見立てた人形に0本から51本の針を刺すよう指示された。夜に血糖値が低いときほど、配偶者の人形に刺す針の数は多くなったという。抗炎症作用のある食品は、通常、血糖値を安定させるのにもよい。全粒粉、ナッツ、野菜、シナモンなどだ。また、食事を抜いたり、空腹時にアルコールを飲んだりしないほうがよい。どちらも血糖値の急激な低下を招くからだ。

焼きラタトゥイユ

ラタトゥイユは、たくさんの夏野菜をひとつの鍋に入れて混ぜ合わせ、とろとろに煮込むシチューのような料理だ。私はこの伝統的な料理の味が好きだが、濃度が少々物足りない。焼きラタトゥイユは、慣れ親しんだ料理がちょっと調理法を変えるだけでさらにおいしくなる好例だ。フランスではオーブンで焼くラタトゥイユは一般的だが、私にはシチューとは夜と昼ほど違うように思われる。オーブンで焼くと野菜の形、特徴、味わいが残るので、このラタトゥイユは独特な味わいと食感が混じり合ったものになる。また、水分が少ないので、魚、鶏、肉、卵など、さまざまな料理の付け合わせにもできる。

もちろん、そのまま食べてもおいしい。私は焼きラタトゥイユを次のように使っている。

○焼いたパンに載せて前菜にする。おしゃれにしたいときには裏庭から摘んできたチャイブの花をトッピングする。

○数分間ブレンダーにかけ（チーズは入れない）、ピューレ状にする。信じられないほど複雑で濃厚な味のパスタソースができあがる（私はこれを野菜ジャムと呼んでいる）。

○ギリシャヨーグルトとレモン汁を少量混ぜると、ピタチップス用のディップになる。

○つぶしてトーストに載せ、ポーチドエッグをトッピングする。朝食に野菜を取ると、朝に運動をするような好循環が生まれる。

このひと皿はさまざまに応用でき、家のなかはフランスのひなびた農家のような香りに包まれるだろう。この料理は野菜をすべて刻まなければならないので準備はたいへんだが、冬場で野菜があまり穫れないときでも、作る価値はある（焼くことで味が凝縮され、いまひとつのトマトでもキャラメルのような味わいになる）。そして一度に大量の食物繊維を摂取できる、これ以上おいしい調理方法はない。

私は以前の恋人とつき合っていた頃、彼が好きでなかったので、パプリカなしで作っていた。恋愛関係で自分を見失ったあと、自分の人生を取り戻すために一番よいのは、2種類作るのが面倒なので諦めていたものを食べることだ。

材料（1人前1カップで6人分）

○プチトマト（できればいろいろな色のもの）　2½カップ、半分に切る。
○ズッキーニ（中）　500～600グラム、1センチ角に切る。
○レッドオニオン（中）　1個（200～250グラム）、半分に切ってから薄切りにする。
○ナス（中）　500～600グラム、皮のついたまま2センチ角に切る。
○パプリカ　1個（赤、オレンジまたは黄色）種とヘタをとって5ミリ幅に切る。
○ニンニク　5片、包丁でつぶすか、皮をむいてみじん切りにする。
○生のタイムの葉　大さじ1
○エクストラバージンオリーブオイル　⅓カップ

○コーシャーソルト　小さじ1
○挽いた黒コショウ　小さじ½
○生のバジルの葉　½カップ、リボン状に切る。
○パルメザンチーズ、トッピング用（お好みで）

1. オーブンを220度に温めておく。大きなボウルにトマト、ズッキーニ、レッドオニオン、ナス、パプリカ、ニンニク、タイムを入れて混ぜる。野菜の上からオリーブオイルをかけ、塩コショウをふり、均一になるよう混ぜ合わせる。
2. 32センチ×45センチの天板2枚に野菜を均等に広げる。天板をオーブンの別々の段に入れる。途中で天板の段を入れ替え、野菜が柔らかくなって焼き色がつくまで約45分間焼く。
3. 焼けたら天板をオーブンから取り出し、少し冷ます。大きめの鉢に野菜を移し、バジル⅓カップを加えて混ぜ、残りのバジルとチーズ（お好みで）をトッピングする。

注記：密閉容器に入れ、2～3日は冷蔵庫で保存できる。冷やしても温めてもおいしい。
密閉容器に入れて冷凍すれば2か月は保存可能。

第3週　栄養素

感情に伴う生物学的プロセスによって激減する栄養素もある。今週は精神的安定をサポートしてくれる栄養たっぷりの食品に焦点を当てる。お勧めの食品に加え、感情のサポートにエビデンスのある栄養素のリストを挙げておく。ニーズに合わせて試してみるとよいだろう。

DHA／EPA

週に3回は魚介類、とくに脂肪分の多い冷水魚を食べよう。こういった魚にはDHAとEPAが豊富に含まれている。すでに食べているのなら、特定の魚を重点的に取ろう。カキ、マグロ、サーモン（缶詰でもよい）、アンチョビ、イワシ、サバだ。もしツナ缶を買うなら、DHAとEPA含有量がもっとも多いのは、水煮のビンナガマグロだ。

フラボノイド

今週はお皿の上に色の輪を作ろう。5カップ入る透明な容器を用意し、朝、それをたっぷりの野菜と少しの果物で満たそう。外から彩り豊かに見えれば、フラボノイドを確保できている。

赤：赤チコリ、イチゴ、クランベリー

緑：ブロッコリー、エンドウマメ、サヤマメ
オレンジ：ニンジン、バターナッツカボチャ、パパイヤ
黄：黄色いパプリカ、黄色いトマト、ナシ
青／紫：ナス、ブルーベリー、ブドウ

毎日緑色の葉物野菜を1種類（色が濃いほどよい）必ず食べよう。そして先月食べなかった野菜を加えるようにしよう。たとえばホウレンソウ、ルッコラ、クレソン、ケール、カキバカンラン〔キャベツの変種の一種〕、ビーツの葉などだ。マイクログリーンと呼ばれる野菜の若芽を食べるのも便利だ。これには成長した野菜の10倍（もしくはそれ以上）の栄養価がある。

動物性食品を食べるなら、質を高めよう

グラスフェッドビーフ（牧草で育てられた牛の肉）や有機鶏を試してみよう。たとえばグラスフェッドビーフにはオメガ3脂肪酸が含まれているのに対し、穀物飼育の牛肉にはほとんど含まれていない。

心の健康によい栄養素

ビタミンB群

ビタミンＢ１（別名チアミン）

魚類、全粒粉、肉に含まれる。ビタミンＢ１は不安症、疲労、鬱病の症状緩和に役立つ。また、海馬を保護し、体がストレスに対処する能力を向上させる。

ビタミンＢ６

鶏肉、ピーナッツ、オーツ麦、バナナに含まれる。ビタミンＢ６はセロトニンといった精神を安定させる神経伝達物質を作る前駆体で、神経系全般をサポートする。ビタミンＢ６は毎日摂取する必要があり、不安、鬱、いらいらの制御機能の向上に関係している。

ビタミンＢ９（別名葉酸）

豆類（インゲンマメ、エンドウマメ、レンズマメ）、ササゲ、芽キャベツ、ロメインレタス、アボカド、アスパラガス、葉物野菜、ビーツ、柑橘類、サヤマメ、キドニービーンズに含まれる。鬱病の人はそうでない人に比べ、葉酸のレベルがかなり低く、葉酸のレベルが高いほど、鬱病にかかるリスクが低くなる。葉酸のレベルが低いと脳細胞（とくに海馬）の減少につながり、その結果、鬱病のリスクが高まる。また、葉酸が欠乏すると、抗鬱剤への反応も悪くなる。

ビタミンB12

卵、獣肉、鶏肉、魚、牛乳、カキに多く含まれる。ビタミンB12が欠乏すると、抗鬱剤への反応が悪くなる。

マグネシウム

アボカド、ダークチョコレート、ナッツ（アーモンド、カシューナッツ、ブラジルナッツ）、豆（クロマメ）、パンプキンシード、全粒粉、脂肪分の多い魚（サーモン、サバ、オヒョウ）、葉物野菜、スパイスに多く含まれる。マグネシウムは睡眠に役立ち、ストレスレベルを下げる。マグネシウムの欠乏は不安症につながり、マグネシウムを多く摂取すると不安症の症状を安定させる効果がある。ある研究で、試験を受ける学生を調査したところ、尿中のマグネシウムのレベルが上昇したことから、ストレスによってマグネシウムが激減することがわかった。ゆえに、ストレス時には体が使用したり分泌したりするマグネシウムを補う必要がある。

カリウム

バナナ、スパイス、白インゲン、サツマイモ、アボカド、ホウレンソウ、サーモンに多く含まれる。鬱病患者にカリウムを多く摂取させると気分が改善した、という研究報告がある。カリウム不足は精神的疲労や不機嫌につながる。子どもたちが高ナトリウム食品と低カリウム食品を組み合わせて食べたところ、鬱病の症状が強くなったという報告もある。精神的疾患を持つ人の20パーセントがカリウム不足と言われている。

セレニウム

全粒粉、ブラジルナッツに多く含まれる。セレニウムが不足すると気分が落ち込み、多いと気分が高揚する。セレニウムは細胞を酸化（炎症につながる恐れがある）から守る。セレニウムはドーパミン、セロトニン、ノルアドレナリンといった神経伝達物質の生成システムを調節する。

ビタミンA

レバー、卵、魚、牛乳、サツマイモ、ササゲ、ニンジン、ホウレンソウに多く含まれる。ビタミンAはストレスと不安を軽減する副腎をサポートする。ビタミンAは体内でレチノイン酸に変わり、神経伝達物質の生成を促す。欠乏すると海馬の縮小につながる。

ビタミンC

柑橘類、キウイフルーツ、コショウ、アブラナ科の野菜に多く含まれる。ビタミンCはコルチゾールを減少させ、ドーパミンの生成を増大させ、炎症を減らし、ストレスからくる不調の治療をサポートする。不足すると疲労や鬱につながる。副腎はビタミンCの濃度がもっとも高い臓器のひとつである。闘争・逃走ホルモンであるコルチゾールを調節するストレスホルモンに反応して、体がビタミンCを放出することがわかっている。ストレスホルモンが存在すると、ビタミンCが副腎から放出されるのだ。前述したように、人間は自分でビタミンCを作り出せない数少ない哺乳類のひとつだ。

亜鉛

カキ、インゲンマメ、ナッツ、パンプキンシード、牛肉、レバー、卵黄に多く含まれる。鬱病や不安症の患者は亜鉛のレベルが低く、亜鉛不足は情緒不安定、いらいら、社会的行動の欠如につながる。亜鉛は脳の炎症を抑え、抗鬱剤が効果的に作用するのを助ける。海馬には亜鉛が多く含まれており、神経系、とくに迷走神経の機能を助ける。セロトニン、ドーパミンの生成や、短鎖脂肪酸（ALA）を長鎖脂肪酸（DHA、EPA）に変換するのをサポートする。

鉄

スパイス（クミン、ターメリック、タイム）、肉に多く含まれる。ドーパミンやセロトニンの生成に欠かせない。ドーパミンの低下は、疲労、不安、鬱、集中力低下につながる。鉄分の不足は不安症や鬱病につながる。また、ニューロンを保護する役割もある。

ビタミンD

脂肪分の多い魚や、乳製品や卵といったビタミンD強化食品に多く含まれる。ビタミンDはセロトニンやオキシトシンを作る遺伝子など、気分と感情を制御する1万個の遺伝子の発現に関与している。鬱病や不安症の患者はしばしばビタミンDのレベルが低い。ビタミンDの低下は、季節性情動障害、鬱病、パニック障害につながる。ビタミンDは血液脳関門を通過してニューロンに到達し、炎症を抑える。

フムス

以前、あるフムスブランドがジョージタウンに期間限定のレストランを開くのを手伝ったことがある。私は世界最大のフムス工場に数日滞在して、レシピを開発したりクリーミーなディップを試食したりした。サラダドレッシングにフムスを入れたり、風味豊かなスープのとろみづけに使ったり、目玉焼きの下に敷いて食べたり、サンドイッチのスプレッドにしたりした。毎日、1日の終わりに穏やかな心持ちになっていることに驚いた。

フムスにはビタミンB6が豊富に含まれている。欠乏すると鬱病につながる栄養素だ。マグネシウムも含まれていて、怒りで犠牲になりやすい睡眠をサポートする。フムスに欠かせない材料、タヒニは、炒ったゴマをすりつぶしたもので、リグナンと呼ばれる抗酸化物質を含んでいる。この物質はフリーラジカルによるダメージや炎症から体を守ってくれる。タヒニやオリーブオイルといった良質な脂肪は、びくびくして暮らしていると急上昇する血圧を下げてくれる。フムスを食事に取り入れた結果、私は明白な効果を実感することができた。体はひとりひとり違っているので、「食べれば元気になる」万能な食品がないことはわかっている。しかしフムスを試してみてほしい。フムスを野菜と一緒に食べると、心をサポートしてくれるふたつの強力な食品が組み合わさるのだから。

国際委員会の理事たちが期間限定レストランを訪れたので、私は楽しく過ごしてもらうために、フムスのトッピングコンテストを行った。数十種類のトッピングを用意したが、どれもこのうえなくフムスとの相性がよかった。とくに私が気に入ったものを紹介しておく（これらはメンタルヘルスのサポートにもよい）。

ショウガのピクルス　　　キュウリなど、刻んだ醗酵野菜
レモンの塩漬け　　　キムチ
刻んだナッツ（ヘーゼルナッツ、ピスタチオ）
マンゴーチャツネ　　　サルサヴェルデ〔イタリアン・パセリのソース〕
ミントチャツネ　　　スパイス（ザータル、ハリッサパウダー）

刻んだ生のハーブ（ディル、コリアンダー、オレガノ）

材料（1¾カップ分）
○レモン汁　大さじ4（レモン約1個分）
○タヒニ　¼カップ、よくかきまぜておく。
○アクアファバ（ヒヨコマメの缶詰の汁）　大さじ1
○ニンニク　1〜2片、みじん切りにしておく。
○エクストラバージンオリーブオイル　¼カップ
○ヒヨコマメの缶詰（430グラム）　1缶
○コーシャーソルト　小さじ½
○湯　大さじ1〜3

1. フードプロセッサーにレモン汁、タヒニ、アクアファバを入れる。ふんわりするまで約1分間、プロセッサーにかける。
2. モーターを動かしたままニンニクとオイルを加え、さらに数秒プロセッサーにかける。モーターを止め、ヒヨコマメとコーシャーソルトを加える。
3. 好みの硬さになるまで約1分間プロセッサーにかける（私の場合は少し粒を残した

仕上がりにする場合もあれば、とても滑らかな仕上がりにすることもある。好みで調節すること。これはあなたのフムスなのだから）。

4. フムスが硬すぎるなと思ったら、湯を大さじ1杯ずつ加え、水分がなじんで好みの硬さになるまでプロセッサーにかける。

第4週　快感

今週は長期的な健康を損なう加工食品に頼らず、食の快感を得ることに焦点を当てよう。快感に焦点を当てるとは、自分の食の快感を高める方法に目を向けるということだ。方法はいくつかある。

新たな食の記憶を作る

私たちは毎日新たな食の記憶を作り、毎日どう食べるべきかを学んでいる。食事は記憶を呼び起こす最上の方法のひとつだ。食べることで五感が満たされるからだ。おいしいものと幸せな記憶を結びつけると、その食べものを幸福と結びつけるようになる。食が記憶に残るということは、気分がいいときの食事がとくにおいしいということを意味する。これは長期にわたる健康を手助けする食との幸せな関係を作り上げる絶好のチャンスだ。たとえばレストランでは、普段とは違うメニューで、おいしそうに見えるものを選ぼう。そして微生物叢をサポートし、必要な栄養素を満たし、炎症を抑えるといった目的をかなえてくれるメニューを選ぼう。健康をサポートしてくれる食べものと楽しい時間とを結びつけることによって、自分自身の新たなコンフォートフードを作り出せる。

人を招いて料理を振る舞う

何も大げさに騒ぎ立てることはない。料理をすると考えただけで途方に暮れるようなら、本当に簡単なものをひとつ作ることにしよう。スープやスパゲッティ、ミートボールなどだ。料理をすれば何かを作り上げたという達成感が得られるし、ひとつの料理を繰り返し作って慣れるとストレスは軽減される。自分にこう言い聞かせること。「完璧を求めるんじゃない。人と楽しむのが目的なのだから」と。さらに、自分の家の台所においしそうなにおいが漂うのは、たまらなくいいものだ。

新たな食の快感を試す

食の快感を高めるために、エビデンスで裏づけられた新しい方法を試してみよう。

○新しい農産物直売所や、肉屋などの専門店やカウンターに行ってみよう。買おうとしているものについて質問があるなら、聞いてみよう。答えてくれるはずだ。何も豪華なものを買う必要はない。

○さまざまな色、形、大きさの皿を使ってみて、脳が受け取る食べものの味に影響があるかどうかを試してみよう。同様にカトラリーも、重さ、形、サイズの違うものを試してみよう。フォークの歯が何本あるか、歯の長さはどうか、スプーンのすくう部分の大きさはどうかに注意してみよう。いつも大きなスプーンで食べるなら、小さめのものを使ってみて、感じが違うかどうか試してみよう。

○食事のときにさまざまな音楽をかけてみよう。レストランは流す音楽を吟味している。楽しい気分を高揚させられるからだ。

○何か食べられるものを栽培してみよう。窓辺に小さなプランターを置いてパセリの種を蒔くのでもいい。芽は出るかもしれないし、出ないかもしれない。大事なのはそのプロセスであって、食べものを育てるのがたいへんだとわかれば、食べものに対する感謝の念も増す。人生と同じで、無駄なものはない。そしてもしかしたら、それがとても楽しくなって趣味になるかもしれない。

ブルーベリークリスプ（ほかのベリーでもよい）

理想を言うなら、すべての食事が楽しければよいのだが、ときには何か甘くて温かくてとろんとしたものが欲しくなる。このレシピは甘さを楽しめると同時に、メンタルヘルスをサポートする有益な栄養素も摂取できる。もし可能なら、メンタルヘルスをサポートしてくれるポリフェノールが豊富なワイルドブルーベリーを手に入れよう（どのブルーベリーにも、少なくともフラボノイドであるアントシアニンは含まれている）。ブルーベリーに含まれる色素、アントシアニンには、気分を高める効果があることが報告されている。ブルーベリーは炎症を抑え、セロトニンの生成を助けるというエビデンスもある。ブルーベリーの粘り気のある甘さは焼くことによって凝縮され、若いときにときどき食べたフルーツ入りの甘いヨーグルトを思い出させるが、こちらのほうがおいしい。ブルーベリークリスプは人生の困難に立ち向かうとき、心の支えになってくれる。シナモンの香りが心を落ち着かせ、トッピングを指でつまむと、不思議な満足感を味わえる。底に敷くベリーはなんでもよい（アントシアニンはブラックベリーやラズベリーにも含まれるので、自由に混ぜ合わせてもＯＫ）。トッピングにナッツやスパイスを加えよう。基本的には大きなオートミールクッキーだ。このクリスプは季節はずれの少しすっぱい果物を使っても大丈夫だ。果物がキャラメリゼされて天然の糖分が強まるからだ。トッピングには１００パーセントの全粒粉を使い、ハチミツで甘みを加える。私は以前ホワイトハウスの農産物直売市で、ホワイトハウスの人々が心穏やかになる必要があった酷暑の日に、このお菓子を試食用として３００個作ったことがある。試食品は30分でなくなった。

材料（8人分）

○全粒粉　⅔カップ

○押しオーツ麦　1½カップ

○コーシャーソルト　小さじ1、半分ずつに分けておく。

○シナモン　小さじ1

○オリーブオイル　½カップ

○上質なハチミツ　½カップ

○バニラ　小さじ½

○ブルーベリー　6カップ（冷蔵庫に残っているベリーも入れるとミックスフルーツクリスプになる）

○レモン汁　小さじ2

○刻んだ生のミント　大さじ1

1. オーブンを180度に温めておく。ボウルに全粒粉、オーツ麦、コーシャーソルトの半量、シナモンを入れて混ぜ合わせる。別のボウルにオリーブオイル、バニラ、ハチミツを入れ、フォークか泡立て器でざっと混ぜる（おそらく完全には混ざらない）。

2. 最初のボウルに2番目のボウルの中身を入れ、指で混ぜ合わせる（これでクランブルができあがる）。

3. 30センチ×12・5センチ×5センチの焼き皿にブルーベリーを入れ、ミントとレモン汁を加えて混ぜ合わせる。

4. ブルーベリーを2のクランブルで覆い、残りのコーシャーソルトを振りかける。

5. 天板に焼き皿を載せ（吹きこぼれることがあるので注意する）、ブルーベリーから果汁が出てクランブルがきつね色になるまで、約50分焼く。（耐えられるなら）30分ほど（あるいはそれ以上）室温に置き、ブルーベリーが固まるのを待つ。そうしないと液状になって、それはそれでおいしいのだが、食感が異なる。

あとがき

「刺激と反応の間には空間がある。
その空間に、反応を選択する力がある。
その反応にこそ、私たちの成長と自由がある」
ヴィクトール・フランクル

精神的安定をサポートする食事で、私の人生は変わった。自分の体とうまくやっていくこと、そしてその欠点ではなく能力に目を向けるのが私の最優先事項だ（どうしても欠点だと思えるもの――私自身の癖に対する評価も、食と並行して進化させてきた）。私は食べて心が幸福になることを目指している。それは私には少なくともふたつの意味がある。まず、以前私の気分を冷え込ませていたものがなくなり、心が以前よりも楽になったことだ。もうひとつは、感情を経験して処理するのが苦にならなくなったこと。柔軟性が向上し、熟練して、文字通り自分の感情がよくわかるようになったのだ。不安や恐怖が襲ってくると、自分の心と体のために何を探せばよいかがわかる。自分の心に浮かぶ考えや体への影響に気づくことができる。そして難しい感情を感じたら、その感じと自分の行動との間に空間を設けることができる。その行動とは、私が言ったりやったりすることかもしれないし、できごとを解釈するために自分の頭に浮かぶ、元からある考えなのかもしれない。こういった考えは、すぐに行動することと同じくらい重要で、その考えが私の未来の行動に情報を提供する。

感情的摂食に注意することで、自分のメンタルヘルスを守り、自分が目指してきた好循環を守れるようになった。第6章に挙げたような小さな努力を重ねることで、自分を守るための総合的な取り組みが強化された。悪い人間関係から抜け出したこと、すばらしいセラピストに出会ったこと、仕事が好きでいられたこと、パンデミックのもとで人生を見直したことなど、その背景には多くの要因があった。

学術論文を熟読し、研究室を訪ね、世界中の研究者と話すことで私が学んだことの多くは、自分自身の人生に生かされている。大事なのは「目的地ではなく、旅をすることだ」という言葉を聞いたことがあるだろうか。精神的安定を求めることについて言うならば、旅することが目的地なのだと思う。私たちは毎日、精神的安定を経験し、同時に未来の自分のためにより大きな能力を身につけようとしている。飛行機を作りながら空を飛んでいるようなものだ。それは偶然の一致ではないかもしれないが、料理にも同じことが言える。

私はよく「会食パラドックス」について考える。人と一緒に食事をすると、食べる量は増えるが健康状態もよくなる、という説だ。オフィスの自分のデスクに座ってランチの間もずっと働いていたい衝動に駆られたとき、私はこのパラドックスを思い出す。人と一緒に食事をするテーブルに雑念を持ち込むリスクを冒すより、仕事に没頭するほうが楽な場合もある。だがたとえ5分か10分でも、私はニュース編集室を出てランチルームに向かう。そして誰かと一緒に食事をする。それが必ずしも気分転換になるわけではないが、それだけの価値がある。ランチルームでの5分間程度の人間関係であっても、すべて精神的安定の一部なのだ。

ほとんどの日に、私は以前よりもずっと多くのホールフードや野菜を食べている。超加工食品はもはや私の食事パターンの一部ではない。私が重視するのは食物繊維や醗酵食品であって、カロリーではない。自宅用のカトラリーをいろいろ試し、とうとう見るのも持つのも口に入れるのも満足のいくものを見つけた。とくに気に入っているのはティースプーンの口当たりだ。

私はタイバジルを室内または屋外で通年育てている。普通のバジルが必要な料理ほとんどすべてにそれを使っている。タイバジルの複雑な香りはまた違う味わいを生み出す。高価なうえ入手困難なので、わずかな時間でも栽培に費やすのは、私にとって利益になる。冬でも安心な室内で小型の柑橘の鉢植えも育てている。実用性はないのだが、外で雪が降っているとき柑橘が育っているのを見るのが大好きだ。必ず春は来るということを思い出させてくれる。

私は今新たな「なぜ」を抱きながら料理し食べることによって、心の健康を守ることを優先事項にして暮らしている。なぜ料理するのか。なぜホールフードを食べるのか。私はよりよい感情で生活していくため、そしてよりよい気分でいるために、食べ、料理する。その過程ですばらしい、強烈な快感を味わうことができる。私は自分の体と、そして感情的摂食という生物学的現実と闘うのに多くの時間を費やしてきた。精神的安定のために食べることは、私のパワフルで優しい「理由」なのだ。

訳者あとがき

本書に頻出する「プロバイオティクス」という言葉を初めて聞いたのは、20年ほど前のことだろうか。某乳酸菌飲料のコマーシャルだったように記憶している。それまで、ヨーグルトや乳酸菌飲料といえば「便通改善によい」、「なんとなく健康によい」、「長寿につながる」食品、というイメージだったが、その後研究が急速に進んだ結果、「腸活」や「腸内フローラ」という言葉を当たり前のように耳にするようになった。スーパーの商品構成にもそれはしっかり反映されていて、ヨーグルトや乳酸菌飲料の売り場を覗けば、「免疫力を高める」、「内臓脂肪を減らす」、「記憶力を維持する」など、さまざまな効能を謳ったじつに多様な商品が並んでいる。

醗酵食品が身体的健康に役立つことは、今や常識と言っても差し支えないだろう。では、心や感情の健康についてはどうなのだろう。著者メアリー・ベス・オルブライトは、膨大な数の論文を読み解き、研究者の話を直接聞き、ときには自分の体も実験台にして、醗酵食品やホールフード、野菜など、腸のためになる食事を取ることが心にも良い影響を与えるし、感情の健康を保つには「食べること」ほど簡単かつ有効な方法はない、という結論に達した。

ついつい食べ過ぎてしまう、その結果太ってしまう（私のことだ）。それは自分の意志の弱さや理性の問題だと、これまで自分を責めてきた人はたくさんいるだろう（もちろん私もそのひとりだ）。体型だけの話ではない。気分が冴えないのも、後ろ向きになってしまうのも、自分の生まれつきの性格や考え方のせいだと半ばあきらめてきた人もいるはずだ。だが、それに食べるものが関与しているとしたら、どうだろう。ずいぶん救われる思いがするのではないだろうか。食事の内容やその取り方が腸や腸内微生物叢の働きに影響を及ぼし、脳の働きにも影響を及ぼす。誰もが毎日必ず行う「食べる」という行為が体の健康はもちろん、心の健康を改善し、現代社会において避けて通ることのできないストレスの影響を軽減できるなら、それは願ってもないことだ。

利便性を追求するあまり、超加工食品の摂取量が増えていることにも著者は警鐘を鳴らしている。これはアメリカに限ったことではない。今年3月に東京大学の研究グループが発表した調査結果によると、日本人は1日に摂る総エネルギー量の3〜4割を超加工食品から摂取しているという（第6章に、アメリカ人は約6割を超加工食品から摂取しているとあるので、少しましかもしれないが、けっして低いとは言えない数字だ）。超加工食品が健康に及ぼす影響やそのメカニズムについてはまだわかっていないことが多いそうだが、糖分や脂肪分の過剰摂取につながることや、食事に占める超加工食品の割合が高まってビタミンやミネラルや食物繊維の摂取量が減ることが考えられるのだから、体への影響は推して知るべしだろう。それらの摂取量の減少が腸内微生物叢に悪影響を及ぼし、心の健康に悪い影響を及ぼすことも当然考えられる。

忙しいライフスタイルが当たり前になり、時短や簡便さを求めてそういった食品に走りたくなる気持ちもわかるのだが、そのために心身の健康が損なわれては元も子もない。もちろん、毎日きちんとした料理を作るのが難しいひともいる。だから完璧を求める必要はない。できることからひとつずつやっていけばいいのだと著者は言う。そして料理が苦手なひとでも、五感を研ぎ澄ますことで食事の支度がもっと楽しくなるとも。料理という行為は「愛情」と結びつけて語られることが多い。それは食べてくれる家族や友人への愛情を指すことがこれまでは多かったように思う。それはそれで結構なことだが、その愛情をもっと自分にも向けるべきだ。自分を大切にし、自分を愛するために、食に気を配る。それが心の健康への第一歩なのだと思う。

本書の刊行にあたっては、多くの方々にお世話になった。とくに本書を訳す機会を与えてくださった原書房の中村剛さん、善元温子さん、オフィス・スズキの鈴木由紀子さんに、この場を借りて心からの感謝を申し上げたい。

2023年

大山　晶

study on women's health." *Eur J Clin Nutr*. 2015; 69: 585– 91. DOI: 10.1038/ejcn.2014.222.

Campisi SC, Cost KT, Korczak DJ. "Food intake reporting bias among adolescents with depression." *Eur J Clin Nutr*. 2021. DOI: 10.1038/s41430-021- 01035- 9.

Huda MN, Lu S, Jahan T, et al. "Treasure from garden: Bioactive compounds of buckwheat." *Food Chem*. 2021; 335: 127653. DOI: 10.1016/j.foodchem.2020.127653.

Yoshikawa E, Nishi D, Matsuoka YJ. "Association between frequency of fried food consumption and resilience to depression in Japanese company workers: a cross- sectional study." *Lipids Health Dis*. 2016 Sep. 15; 15(1): 156. DOI: 10.1186/s12944- 016- 0331- 3.

Li J, et al. "Dietary inflammatory potential and risk of cardiovascular disease among men and women." *US Journal of the American College of Cardiology*. 2020; 76(19): 2181– 93. DOI: 10.1016/j.jacc.2020.09.535.

Chauhan A, et al. "Beneficial effects of walnuts on cognition and brain health." *Nutrients*. 2020 Feb.; 12(2): 550. DOI: 10.3390/nu12020550.

Hollinger D. *Anatomy of Grief*. New Haven, CT: Yale University Press. 2020.

Magnusson A, Axelsson J, Karlsson MM, Oskarsson H. "Lack of seasonal mood change in the Icelandic population: Results of a cross- sectional study." *Am J Psychiatry*. 2000; 157(2): 234– 38. DOI: 10.1176/appi.ajp.157.2.234.

Bongers P, Jansen A, Havermans R, Roefs A, Nederkoorn C. "Happy eating: The underestimated role of overeating in a positive mood." *Appetite*. 2013; Aug;67:74– 80. DOI: 10.1016/j.appet.2013.03.017.

neuro- chemical disorder (Brain hunger) as the basis of psychopathology and aggressive behavior." *Journal of Orthomolecular Medicine*. 2017; 32.

Garfinkel SN, Zorab E, Navaratnam N, Engels M, Mallorquí- Bagué N, Minati L, Dowell NG, Brosschot JF, Thayer JF, Critchley HD. "Anger in brain and body: the neural and physiological perturbation of decision- making by emotion." *Soc Cogn Affect Neurosci*. 2016 Jan.; 11(1): 150– 58. DOI: 10.1093/scan/nsv099. Epub 2015 Aug 7. PMID: 26253525; PMCID: PMC4692323.

Reyes- Mendez ME, Castro- Sánchez LA, Dagnino-Acosta A, Aguilar- Martínez I, Pérez- Burgos A, Vázquez- Jiménez C, Moreno- Galindo EG, Álvarez- Cervera FJ, Góngora- Alfaro JL, Navarro-Polanco RA, Alamilla J. "Capsaicin produces antidepressant- like effects in the forced swimming test and enhances the response of a sub- effective dose of amitriptyline in rats." *Physiol Behav*. 2018 Oct. 15; 195:158– 66. DOI: 10.1016/j.physbeh.2018.08.006.Epub 2018 Aug 20. PMID: 30138635.

Golomb BA, Evans MA, White HL, Dimsdale JE. "Trans fat consumption and aggression." *PLoS One*. 2012; 7(3): e32175. DOI: 10.1371/journal.pone.0032175. Epub 2012 Mar 5. PMID: 22403632; PMCID: PMC3293881.

Mostofsky E, Penner EA, Mittleman MA. "Outbursts of anger as a trigger of acute cardiovascular events: a systematic review and meta- analysis." *Eur Heart J*. 2014 June 1; 35(21): 1404– 10. DOI: 10.1093/eurheartj/ehu033. Epub 2014 Mar 3. PMID: 24591550; PMCID: PMC4043318.

Williams JE, Paton CC, Siegler IC, Eigenbrodt ML, Nieto FJ, Tyroler HA. "Anger proneness predicts coronary heart disease risk: prospective analysis from the atherosclerosis risk in communities (ARIC) study." *Circulation*. 2000 May 2; 101(17): 2034– 39. DOI: 10.1161/01.cir.101.17.2034. PMID: 10790343.

Bushman BJ, Dewall CN, Pond RS Jr, Hanus MD. "Low glucose relates to greater aggression in married couples." *Proc Natl Acad Sci USA*. 2014 Apr. 29; 111(17): 6254– 57. DOI: 10.1073/pnas.1400619111. Epub 2014 Apr 14. PMID: 24733932; PMCID: PMC4035998.

Masana MF, Tyrovolas S, Kolia N, Chrysohoou C, Skoumas J, Haro JM, Tousoulis D, Papageorgiou C, Pitsavos C, Panagiotakos DB. "Dietary Patterns and Their Association with Anxiety Symptoms among Older Adults: The ATTICA Study." *Nutrients*. 2019 May 31; 11(6): 1250. DOI: 10.3390/nu11061250. PMID: 31159322; PMCID: PMC6627391.

Kim Y, Roberts AL, Rimm EB, et al. "Posttraumatic stress disorder and changes in diet quality over 20 years among US women." *Psychol Med*. 2021; 51(2): 310– 19. DOI: 10.1017/S0033291719003246

Kang JX. "Omega- 3: a link between global climate change and human health." *Biotechnol Adv*. 2011 Jul.–Aug.; 29(4): 388– 90. DOI: 10.1016/j.biotechadv.2011.02.003. Epub 2011 Mar 23. PMID: 21406222; PMCID: PMC3090543.

Chang SC, Cassidy A, Willett WC, Rimm EB, O'Reilly EJ, Okereke OI. "Dietary flavonoid intake and risk of incident depression in midlife and older women." *Am J Clin Nutr*. 2016; 104(3): 704– 14. DOI:10.3945/ajcn.115.124545

Bastiaanssen TFS, Cowan CSM, Claesson MJ, Dinan TG, Cryan JF. "Making Sense of . . . the Microbiome in Psychiatry." *Int J Neuropsychopharmacol*. 2019 Jan. 1; 22(1): 37– 52. DOI: 10.1093/ijnp/pyy067. PMID: 30099552; PMCID: PMC6313131.

Scalbert A, Johnson IT, Saltmarsh M. "Polyphenols: antioxidants and beyond." *Am J Clin Nutr*. 2005 Jan.; 81(1 Suppl): 215S– 217S. DOI: 10.1093/ajcn/81.1.215S. PMID: 15640483.

Mihrshahi S, Dobson A, Mishra G. "Fruit and vegetable consumption and prevalence and incidence of depressive symptoms in mid- age women: results from the Australian longitudinal

Perrea D. "Phytochemicals and cognitive health: Are flavonoids doing the trick?" *Biomedicine & Pharmacotherapy*. 2019; 109: 1488–97. DOI: 10.1016/j.biopha.2018.10.086.

Chang SC, Cassidy A, Willett WC, Rimm EB, O'Rielly EJ, Okereke O. "Dietary flavenoid intake and risk of incident depression in midlife and older women." *Am J Clin Nutr*. 2016 Sep.; 104(3): 704–14. DOI: 10.3945/ajcn.115.124545.

Xu Y, Wang C, Klabnik JJ, O'Donnell JM. "Novel therapeutic targets in depression and anxiety: Antioxidants as a candidate for treatment." *Current Neuropharmacology*. 2014; 12(2): 108– 19. DOI: 10.2174/1570159X11666131120231448.

Hillmire MR, DeVylder JE, Forestell CA. "Fermented foods, neuroticism, and social anxiety: An interactive model." *Psychiatry Res*. 2015 Aug.; 228(2): 203– 8. DOI: 10.1016/j.psychres.2015.04.023.

Wallace CJK, Miley R. "The effects of probiotics on depressive symptoms in humans; a systematic review." *Annals of General Psychiatry*. 2017; 16(14). DOI: 10.1186/s12991- 017- 0138- 2.

Kennedy DO. "B Vitamins and the brain: Mechanisms, dose, and efficacy– a review." *Nutrients*. 2016 Jan.; 8(2): 68. DOI: 10.3390/nu8020068.

Dowlati Y, Ravindran AV, Segal ZV, Stewart DE, Steiner M, Meyer JH. "Selective dietary supplementation in early postpartum is associated with high resilience against depressed mood." *Proc Natl Acad Sci*. 2017 Mar.; 114(13): 3509– 14. DOI: 10.1073/pnas.1611965114.

Tangney CC, Aggarwal NT, Li H, DeCarli C, Evans DA, Morris MC. "Vitamin b12, cognition, and brain MRI measures: a cross- sectional examination." *Neurology*. 2011 Sep.; 77(13): 1276–82. DOI: 10.1212/WNL.0b013e3182315a33.

White BA, Horwath CC, Conner TS. "Many apples a day keep the blues away – Daily experience of negative and positive affect and food consumption in young adults." *Br J Health Psych*. 2013 Jan.; 18(4): 782– 98. DOI: 10.1111/bjhp.12021.

Mujcic R, Oswald AJ. "Evolution of Well- Being and happiness after increases in consumption of fruit and vegetables." *Am J Public Health*. 2016 Aug; 106(8): 1504– 10.

Conner TS, Brookie KL, Carr AQ, Mainvill LA, Vissers MCM. "Let them eat fruit! The effect of fruit and vegetable consumption on psychological well-being in young adults: A randomized controlled trial." *PLoS ONE*. 2017; 12(2): e0171206. DOI: 10.1371/journal. pone.0171206.

Rees J, Bagatini SR, Lo J, et al. "Association between fruit and vegetable intakes and mental health in the Australian diabetes obesity and lifestyle cohort." *Nutrients*. 2021 Apr.; 13(5): 1447. DOI: 10.3390/nu13051447.

Scalbert A, Johnson IT, Saltmarsh M. "Polyphenols: antioxidants and beyond." *Am J Clin Nut*. 2005 Jan.; 81(1): 215S– 57S. DOI: 10.1093/ajcn/81.1.215S.

Vaidyanathan G. "Healthy diets for people and the planet." *Nature*. 2021 Dec.; 600: 22– 25.

Kang JX. "Omega- 3: A link between global climate change and human health." *Biotechnol Adv*. 2011 Jul.; 29(4): 388– 90.

Shelton RC, Manning JS, Barrentine LW, Tipa EV. "Assessing effects of l- methylfolate in depression management: Results of a real- world patient experience trial." *Prim Care Companion CNS Discord*. 2013; 15(4): PCC.13m01520. DOI: 10.4088/PCC.13m01520

Monteiro CA, Cannon G, Lawrence M, Costa Louzada ML, and Pereira Machado P. *Ultraprocessed foods, diet quality, and health using the NOVA classification system*. Rome: FAO. 2019.

Lam MHB, Chau SWH, Wing YK. "High prevalence of hypokalemia in acute psychiatric patients." *Gen Hosp Psych*. 2009; 31(3): 262– 65.

Crespo- Bujosa H, Gonzalez M, Duconge J, González MJ, Rodríguez JR. "Nutrient depletioninduced

第5章

Liao Y, et al. "Efficacy of omega- 3 PUFAs in depression: A meta- analysis." *Transl Psychiatry*. 2019; 9: 190. DOI: 10.1038/s41398- 019- 0515- 5.

Logan AC. "Omega- 3 fatty acids and major depression: A primer for the mental health professional." *Lipids Health Dis*. 2004; 3: 25. DOI:10.1186/1476- 511X- 3- 25.

Larrieu T, Layé S. "Food for Mood: Relevance of nutritional omega- 3 fatty acids for depression and anxiety." *Front Physiol*. 2018; 9: 1047. DOI: 10.3389/fphys.2018.01047.

Jónasdóttir, SH. "Fatty acid profiles and production in marine phytoplankton." *Mar Drugs*. 2019; 17(3): 151. DOI: 10.3390/md17030151.

Jahangard, L. "Omega- 3 polyunsaturated fatty acids (O3PUFAs), compared to placebo, reduced symptoms of occupational burnout and lowered morning cortisol secretion." *Psychoneuroendocrinology*. 2019 Nov.; 109: 104384. DOI: 10.1016/j.psyneuen.2019.104384.

Jahangard L, et al. "Influence of adjuvant omega- 3 polyunsaturated fatty acids on depression, sleep, and emotion regulation among outpatients with major depressive orders- results from a double-blind, randomized and placebo- controlled clinical trial." *Journal of Psychiatric Research*. 2018 Oct.; 107: 48– 56. DOI: 10.1016/j.jpsychires.2018.09.016.

Su KP, et al. "Association of use of omega- 3 polyunsaturated fatty acids with changes in severity of anxiety symptoms." *JAMA Netw Open*. 2018; 1(5): e182327. DOI: 10.1001/jamanetworkopen.2018.2327.

Su KP, et al. "Omega- 3 polyunsaturated fatty acids in prevention of mood and anxiety disorders." *Clin Psychopharmacol Neurosci*. 2015 Aug; 13(2): 129– 37. DOI: 10.9758/cpn.2015.13.2.129.

Grosso, G, et al. "Omega- 3 fatty acids and depression: Scientific evidence and biological mechanisms." *Oxid Med Cell Longev*. 2014; 2014: 313570. DOI: 10.1155/2014/313570.

Papandreou C. "Independent Associations between fatty acids and sleep quality among obese patients with obstructive sleep apnoea syndrome." *J Sleep Res*. 2013 Oct.; 22(5): 569– 72. DOI: 10.1111/jsr.12043.

Maqbool A, et al. "The skinny on tuna fat: health implications." *Public Health Nutr*. 2011 Nov.; 14(11): 2049– 54. DOI: 10.1017/S1368980010003757.

Kiecolt- Glaser J, et al. "Omega- 3 supplementation lowers inflammation and anxiety in medical students: A randomized controlled trial." *Brain Behav Immun*. 2011; 25(8): 1725– 34. DOI: 10.1016/j.bbi.2011.07.229.

Peltomaa E, et al. "Marine cryptophytes are great sources of EPA DHA." *Mar Drugs*. 2018 Jan.; 16(1): 3. DOI: 10.3390/md16010003.

Buydens- Branchey L, et al. "Associations between increases in plasma n- 3 polyunsaturated fatty acids following supplementation and decreases in anger and anxiety in substance abusers." *Prog Neuropsychopharmacol Biol Psychiatry*. 2008 Feb.; 32(2): 568– 75. DOI: 10.1016/j.pnpbp.2007.10.020.

Mocking RJT, et al. "Meta- analysis and meta-regression of omega- 3 polyunsaturated fatty acid supplementation for major depressive disorder." *Transl Psychiatry*. 2016 Mar.; 6(3): e756. DOI: 10.1038/tp.2016.29.

Hibbeln J, et al. "Omega- 3 deficiencies in neurodevelopment, aggression, and autonomic dysregulation: opportunities for intervention." 2006 Apr.; 18(2): 107– 18. DOI: 10.1080/09540260600582967.

Appleton KM, et al. "Omega- 3 fatty acids for depression in adults." *Cochrane Database Syst Rev*. 2021 Nov.; 11: CD004692. DOI: 10.1002/14651858.CD004692.pub5.

Bakoyiannis J, Daskalopoulou A, Pergialiotis V,

2010; 37(4): 698– 711. DOI: 10.1086/655665.

Mansur RB, Brietzke E, McIntyre RS. "Is there a 'metabolic- mood syndrome'? A review of the relationship between obesity and mood disorders." *Neurosci Biobehav Rev.* 2015 May; 52: 89– 104. DOI: 10.1016/j.neubiorev.2014.12.017. Epub 2015 Jan 8. PMID: 25579847.

American Psychological Association. *Stress in America 2020*: Stress in the Time of Covid- 19. Stress in America Survey. 2020.

Sanchez- Villegas A, Zazpe I, Santiago S, Perez-Cornago A, Martinez- Gonzalez MA, Lahortiga-Ramos F. "Added sugars and sugar- sweetened beverage consumption, dietary carbohydrate index and depression risk in the Seguimiento Universidad de Navarra (SUN) Project." *Br J Nutr.* 2018 Jan.; 119(2): 211– 21. DOI: 10.1017/S0007114517003361. Epub 2017 Dec 22. PMID: 29268815.

Gangwisch JE, Hale L, Garcia L, Malaspina D, Opler MG, Payne ME, Rossom RC, Lane D. "High glycemic index diet as a risk factor for depression: analyses from the Women's Health Initiative." *Am J Clin Nutr.* 2015 Aug.; 102(2): 454– 63. DOI: 10.3945/ajcn.114.103846. Epub 2015 Jun 24. PMID: 26109579; PMCID: PMC4515860.

Hall KD, Ayuketah A, Brychta R, Cai H, Cassimatis T, Chen KY, Chung ST, Costa E, Courville A, Darcey V, Fletcher LA, Forde CG, Gharib AM, Guo J, Howard R, Joseph PV, McGehee S, Ouwerkerk R, Raisinger K, Rozga I, Stagliano M, Walter M, Walter PJ, Yang S, Zhou M. "Ultra- Processed Diets Cause Excess Calorie Intake and Weight Gain: An Inpatient Randomized Controlled Trial of Ad Libitum Food Intake." *Cell Metab.* 2019 July 2; 30(1): 67– 77.e3. DOI: 10.1016/j.cmet.2019.05.008. Epub 2019 May 16. Erratum in: *Cell Metab.* 2019 July 2; 30(1): 226. Erratum in: *Cell Metab.* 2020 Oct. 6; 32(4): 690. PMID: 31105044; PMCID: PMC7946062.

Singh M. "Mood, food, and obesity." *Front Psychol.* 2014 Sep. 1; 5: 925. DOI: 10.3389/fpsyg.2014.00925

Moieni M, Eisenberger NI. "Effects of inflammation on social processes and implications for health." *Ann N Y Acad Sci.* 2018 Sep.; 1428(1): 5– 13. DOI: 10.1111/nyas.13864. Epub 2018 May 28. PMID: 29806109; PMCID: PMC6158086.

Felger JC. "Imaging the Role of Inflammation in Mood and Anxiety- related Disorders." *Curr Neuropharmacol.* 2018; 16(5): 533– 58. DOI:10.2174/1570159X15666171123201142.

Lee CH, Giuliani F. "The Role of Inflammation in Depression and Fatigue." *Front Immunol.* 2019 July 19; 10: 1696. DOI: 10.3389/fimmu.2019.01696.

Davison KM, Hyland CE, West ML, et al. "Post-traumatic stress disorder (PTSD) in mid- age and older adults differs by immigrant status and ethnicity, nutrition, and other determinants of health in the Canadian Longitudinal Study on Aging (CLSA)." *Soc Psychiatry Psychiatr Epidemiol.* 2021; 56: 963– 80. DOI: 10.1007/s00127- 020-02003- 7.

Li J, Lee DH, Hu J, Tabung FK, Li Y, Bhupathiraju SN, Rimm EB, Rexrode KM, Manson JE, Willett WC, Giovannucci EL, Hu FB. "Dietary Inflammatory Potential and Risk of Cardiovascular Disease Among Men and Women in the US." *J Am Coll Cardiol.* 2020 Nov. 10; 76(19): 2181–93. DOI: 10.1016/j.jacc.2020.09.535. PMID: 33153576; PMCID: PMC7745775.

Lee SH, MooreLV, Park S, Harris DM, Blanck HM. "Adults Meeting Fruit and Vegetable Intake Recommendations— United States, 2019." *MMWR Morb Mortal Wkly Rep.* 2022; 71: 1– 9. DOI: http://dx.doi.org/10.15585/mmwr.mm7101a1.

Chen GQ, et al. "Association Between Dietary Inflammatory Index and Mental Health: A Systematic Review and Dose— Response Meta-Analysis." *Front. Nutr.*, 05 May 2021, 8. DOI: 10.3389/fnut.2021.662357

IC, Amaria RN, Tawbi HA, Diab A, Wong MK, Patel SP, Woodman SE, Davies MA, Ross MI, Gershenwald JE, Lee JE, Hwu P, Jensen V, Samuels Y, Straussman R, Ajami NJ, Nelson KC, Nezi L, Petrosino JF, Futreal PA, Lazar AJ, Hu J, Jenq RR, Tetzlaff MT, Yan Y, Garrett WS, Huttenhower C, Sharma P, Watowich SS, Allison JP, Cohen L, Trinchieri G, Daniel CR, Wargo JA. "Dietary fiber and probiotics influence the gut microbiome and melanoma immunotherapy response." Science. 2021 Dec. 24; 374(6575): 1632– 40. DOI: 10.1126/science. aaz7015. Epub 2021 Dec 23. PMID: 34941392.

Berding K, Cryan JF. "Microbiota- targeted interventions for mental health." *Curr Opin Psychiatry*. 2022; 35(1): 3– 9. DOI:10.1097/ YCO.0000000000000758.

Navarro- Tapia E, Almeida- Toledano L, Sebastiani G, Serra- Delgado M, García- Algar Ó, Andreu- Fernández V. "Effects of Microbiota Imbalance in Anxiety and Eating Disorders: Probiotics as Novel Therapeutic Approaches." *Int J Mol Sci*. 2021 Feb. 26; 22(5): 2351. DOI: 10.3390/ijms22052351. PMID: 33652962; PMCID: PMC7956573.

Richards P, Thornberry NA, Pinto S. "The gut- brain axis: Identifying new therapeutic approaches for type 2 diabetes, obesity, and related disorders." *Mol Metab*. 2021; 46: 101175. DOI:10.1016/ j.molmet.2021.101175.

Bahar RJ, Collins BS, Steinmetz B, Ament ME. "Double- blind placebo- controlled trial of amitriptyline for the treatment of irritable bowel syndrome in adolescents." J Pediatr. 2008 May; 152(5): 685– 89. DOI: 10.1016/ j.jpeds.2007.10.012. Epub 2008 Feb 20. PMID: 18410774.

第4章

Puhl R, Brownell K. "Confronting and coping with weight stigma: An investigation of overweight and obese adults." *Obesity*. 2006 Oct.; 14(10): 1802– 15. DOI: 10.1038/oby.2006.208.

Pourmotabbed A, Moradi S, Babaei A, Ghavami A, Mohammadi H, Jalili C, Symonds ME, Miraghajani M. "Food insecurity and mental health: a systematic review and meta- analysis." *Public Health Nutr*. 2020 July; 23(10): 1778– 90. DOI: 10.1017/S136898001900435X. Epub 2020 Mar 16. Erratum in: *Public Health Nutr*. 2020 July; 23(10): 1854. PMID: 32174292.

Breland JY, Donalson R, Dinh JV, Maguen S. "Trauma exposure and disordered eating: A qualitative study." *Women Health*. 2018 Feb.; 58(2): 160– 74. DOI: 10.1080/03630242.2017.1282398. Epub 2017 Feb 8. PMID: 28095133; PMCID: PMC6192417.

Szuhany KL, Bugatti M, Otto MW. "A meta- analytic review of the effects of exercise on brain- derived neurotrophic factor." *J Psychiatr Res*. 2015; 60: 56– 64. DOI: 10.1016/j. jpsychires.2014.10.003.

Cotter T, Kotov A, Wang S, Murukutla N. " 'Warning: ultra- processed' – A call for warnings on foods that aren't really foods." *BMJ Glob Health*. 2021 Dec.; 6(12): e007240. DOI: 10.1136/bmjgh- 2021- 007240. PMID: 34933866; PMCID: PMC8666852.

Mussell MP, Mitchell JE, Weller CL, Raymond NC, Crow SJ, Crosby RD. "Onset of binge eating, dieting, obesity, and mood disorders among subjects seeking treatment for binge eating disorder." *Int J Eat Disord*. 1995 May; 17(4): 395– 401. DOI: 10.1002/1098-108x(199505)17:4<395::aid- eat2260170412>3.0.co;2- i. PMID: 7620480.

McElroy SL, Kotwal R, Malhotra S, Nelson EB, Keck PE, Nemeroff CB. "Are mood disorders and obesity related? A review for the mental health professional." *J Clin Psychiatry*. 2004 May; 65(5): 634– 51, quiz on 730. DOI: 10.4088/jcp. v65n0507. PMID: 15163249.

Fedorikhin A, Patrick VM. "Positive mood and resistance to temptation: The interfering influence of elevated arousal." *Journal of Consumer Research*.

Stallings C, Sweeney K, Goga J, Yolken RH. "Adjunctive probiotic microorganisms to prevent rehospitalization in patients with acute mania: A randomized controlled trial." *Bipolar Disord.* 2018 Nov; 20(7): 614– 21. DOI: 10.1111/bdi.12652. Epub 2018 Apr 25. PMID: 29693757.

Miller I. "The gut- brain axis: historical reffections." *Microb Ecol Health Dis.* 2018 Nov. 8; 29(1): 1542921. DOI: 10.1080/16512235.2018.1542921.

Rinninella E, Raoul P, Cintoni M, et al. "What is the Healthy Gut Microbiota Composition? A Changing Ecosystem across Age, Environment, Diet, and Diseases." *Microorganisms.* 2019 Jan. 10; 7(1): 14. DOI: 10.3390/microorganisms7010014.

Leeming ER, Johnson AJ, Spector TD, Le Roy CI. "Effect of Diet on the Gut Microbiota: Rethinking Intervention Duration." *Nutrients.* 2019 Nov. 22; 11(12): 2862. DOI: 10.3390/nu11122862. PMID: 31766592; PMCID: PMC6950569.

Chevalier G, Siopi E, Guenin- Macé L, et al. "Effect of gut microbiota on depressive- like behaviors in mice is mediated by the endocannabinoid system." *Nat Commun.* 2020; 11: 6363. DOI: 10.1038/s41467- 020- 19931- 2.

Limbana T, Khan F, Eskander N. "Gut Microbiome and Depression: How Microbes Affect the Way We Think." *Cureus.* 2020 Aug. 23; 12(8): e9966. DOI: 10.7759/cureus.9966.

Bastiaanssen TFS, Cryan JF. "Dairy alters the microbiome, are we but skimming the surface?" *EBioMedicine.* 2021 Jun; 68: 103417. DOI: 10.1016/j.ebiom.2021.103417. Epub 2021 Jun 3. PMID: 34091415; PMCID: PMC8185236.

Willyard C. "How gut microbes could drive brain disorders." *Nature.* 2021 Feb.; 590(7844): 22– 25. DOI: 10.1038/d41586- 021- 00260- 3. PMID: 33536656.

Boehme M, Guzzetta KE, Bastiaanssen TFS, et al. "Microbiota from young mice counteracts selective age- associated behavioral deficits." *Nat Aging.* 2021; 1: 666– 76. DOI: 10.1038/s43587- 021- 00093- 9.

McDonald D, Hyde E, Debelius JW, Morton JT, Gonzalez A, Ackermann G, Aksenov AA, Behsaz B, Brennan C, Chen Y, DeRight Goldasich L, Dorrestein PC, Dunn RR, Fahimipour AK, Gaffney J, Gilbert JA, Gogul G, Green JL, Hugenholtz P, Humphrey G, Huttenhower C, Jackson MA, Janssen S, Jeste DV, Jiang L, Kelley ST, Knights D, Kosciolek T, Ladau J, Leach J, Marotz C, Meleshko D, Melnik AV, Metcalf JL, Mohimani H, Montassier E, Navas- Molina J, Nguyen TT, Peddada S, Pevzner P, Pollard KS, Rahnavard G, Robbins- Pianka A, Sangwan N, Shorenstein J, Smarr L, Song SJ, Spector T, Swafford AD, Thackray VG, Thompson LR, Tripathi A, Vázquez- Baeza Y, Vrbanac A, Wischmeyer P, Wolfe E, Zhu Q. "American Gut Consortium, Knight R. American Gut: an Open Platform for Citizen Science Microbiome Research." *mSystems.* 2018 May 15; 3(3): e00031– 18. DOI: 10.1128/mSystems.00031- 18. PMID: 29795809; PMCID: PMC5954204.

Martin CR, Osadchiy V, Kalani A, Mayer EA. "The Brain- Gut- Microbiome Axis." *Cell Mol Gastroenterol Hepatol.* 2018 Apr. 12; 6(2): 133– 48. DOI: 10.1016/j.jcmgh.2018.04.003

Spencer CN, McQuade JL, Gopalakrishnan V, McCulloch JA, Vetizou M, Cogdill AP, Khan MAW, Zhang X, White MG, Peterson CB, Wong MC, Morad G, Rodgers T, Badger JH, Helmink BA, Andrews MC, Rodrigues RR, Morgun A, Kim YS, Roszik J, Hoffman KL, Zheng J, Zhou Y, Medik YB, Kahn LM, Johnson S, Hudgens CW, Wani K, Gaudreau PO, Harris AL, Jamal MA, Baruch EN, Perez- Guijarro E, Day CP, Merlino G, Pazdrak B, Lochmann BS, Szczepaniak- Sloane RA, Arora R, Anderson J, Zobniw CM, Posada E, Sirmans E, Simon J, Haydu LE, Burton EM, Wang L, Dang M, Clise- Dwyer K, Schneider S, Chapman T, Anang NAS, Duncan S, Toker J, Malke JC, Glitza

Epub 2021 Dec 29. PMID: 34973469; PMCID: PMC8829807.

Turnbaugh PJ, Hamady M, Yatsunenko T, Cantarel BL, Duncan A, Ley RE, Sogin ML, Jones WJ, Roe BA, Affourtit JP, Egholm M, Henrissat B, Heath AC, Knight R, Gordon JI. "A core gut microbiome in obese and lean twins." *Nature*. 2009 Jan. 22; 457(7228): 480– 84. DOI: 10.1038/nature07540. Epub 2008 Nov 30. PMID: 19043404; PMCID: PMC2677729.

Bercik P, Denou E, Collins J, Jackson W, Lu J, Jury J, Deng Y, Blennerhassett P, Macri J, McCoy KD, Verdu EF, Collins SM. "The intestinal microbiota affect central levels of brain- derived neurotropic factor and behavior in mice." *Gastroenterology*. 2011 Aug; 141(2): 599– 609, 609.e1– 3. DOI: 10.1053/j.gastro.2011.04.052. Epub 2011 Apr 30. PMID: 21683077.

Krajmalnik- Brown R, Ilhan ZE, Kang DW, DiBaise JK. "Effects of gut microbes on nutrient absorption and energy regulation." *Nutr Clin Pract*. 2012 Apr.; 27(2): 201– 14. DOI: 10.1177/0884533611436116. Epub 2012 Feb 24. PMID: 22367888; PMCID: PMC3601187.

Lewis CM Jr, Obregón- Tito A, Tito RY, Foster MW, Spicer PG. "The Human Microbiome Project: lessons from human genomics." *Trends Microbiol*. 2012 Jan.; 20(1): 1– 4. DOI: 10.1016/j.tim.2011.10.004. Epub 2011 Nov 21. PMID: 22112388; PMCID: PMC3709440.

David LA, Maurice CF, Carmody RN, Gootenberg DB, Button JE, Wolfe BE, Ling AV, Devlin AS, Varma Y, Fischbach MA, Biddinger SB, Dutton RJ, Turnbaugh PJ. "Diet rapidly and reproducibly alters the human gut microbiome." *Nature*. 2014 Jan. 23; 505(7484): 559– 63. DOI: 10.1038/nature12820. Epub 2013 Dec 11. PMID: 24336217; PMCID: PMC3957428.

Davis CD. "The Gut Microbiome and Its Role in Obesity." *Nutr Today*. 2016; 51(4): 167– 74. DOI: 10.1097/NT.0000000000000167.

Goodrich JK, Waters JL, Poole AC, et al. "Human genetics shape the gut microbiome." *Cell*. 2014; 159(4): 789– 99. DOI: 10.1016/j.cell.2014.09.053.

Graf D, Di Cagno R, Fåk F, et al. "Contribution of diet to the composition of the human gut microbiota." *Microb Ecol Health Dis*. 2015 Feb. 4; 26: 26164. DOI: 10.3402/mehd. v26.26164.

Sarkar A, Lehto SM, Harty S, Dinan TG, Cryan JF, Burnet PWJ. "Psychobiotics and the Manipulation of Bacteria- Gut- Brain Signals." Trends Neurosci. 2016; 39(11): 763– 81. DOI: 10.1016/j.tins.2016.09.002.

Thursby E, Juge N. "Introduction to the human gut microbiota." *Biochem J*. 2017 May 16; 474(11): 1823– 36. DOI: 10.1042/BCJ20160510.

Bull MJ, Plummer NT. "Part 1: The Human Gut Microbiome in Health and Disease." *Integr Med (Encinitas)*. 2014; 13(6): 17– 22.

Leitão- Gonçalves R, Carvalho- Santos Z, Francisco AP, Fioreze GT, Anjos M, Baltazar C, Elias AP, Itskov PM, Piper MDW, Ribeiro C. "Commensal bacteria and essential amino acids control food choice behavior and reproduction." *PLoS Biol*. 2017 Apr. 25; 15(4): e2000862. DOI: 10.1371/journal.pbio.2000862. PMID: 28441450; PMCID: PMC5404834.

Liu RT, Walsh RFL, Sheehan AE. "Prebiotics and probiotics for depression and anxiety: A systematic review and meta- analysis of controlled clinical trials." *Neurosci Biobehav Rev*. 2019 July; 102: 13– 23. DOI: 10.1016/j.neubiorev.2019.03.023. Epub 2019 Apr 17. PMID: 31004628; PMCID: PMC6584030.

Ng QX, Peters C, Ho CYX, Lim DY, Yeo WS. "A meta- analysis of the use of probiotics to alleviate depressive symptoms." *J Affect Disord*. 2018 Mar. 1; 228: 13– 19. DOI: 10.1016/j. jad.2017.11.063. Epub 2017 Nov 16. PMID: 29197739.

Dickerson F, Adamos M, Katsafanas E, Khushalani S, Origoni A, Savage C, Schweinfurth L,

Stice E, Yokum S, Burger K, Rohde P, Shaw H, Gau JM. "A pilot randomized trial of a cognitive reappraisal obesity prevention program." *Physiol Behav.* 2015 Jan.; 138: 124– 32. DOI: 10.1016/j.physbeh.2014.10.022. Epub 2014 Oct 30. PMID: 25447334; PMCID: PMC4258533.

Stice E, Burger KS, Yokum S. "Reward Region Responsivity Predicts Future Weight Gain and Moderating Effects of the TaqIA Allele." *J Neurosci.* 2015 July 15; 35(28): 10316– 24. DOI: 10.1523/JNEUROSCI.3607- 14.2015. PMID: 26180206; PMCID: PMC4502268.

Dijker AJ. "Moderate eating with pleasure and without effort: Toward understanding the underlying psychological mechanisms." *Health Psychol Open.* 2019; 6(2): 2055102919889883. Published 2019 Nov 21. doi:10.1177/2055102919889883

Castro B, Berridge, K. "Opioid and orexin hedonic hotspots in rat orbitofrontal cortex and insula." *Proceedings of the National Academy of Sciences.* 2017 Oct.; 114(43): 201705753. DOI: 10.1073/pnas.1705753114.

Howell RT, Chenot D, Hill G, et al. "Momentary Happiness: The Role of Psychological Need Satisfaction." *J Happiness Stud.* 2011; 12: 1– 15. DOI: 10.1007/s10902- 009- 9166- 1.

Farmer N, Touchton- Leonard K, Ross A. "Psychosocial Benefits of Cooking Interventions: A Systematic Review." *Health Educ Behav.* 2018 Apr.; 45(2): 167– 80. DOI: 10.1177/1090198117736352. Epub 2017 Nov 9. PMID: 29121776; PMCID: PMC5862744.

Hamburg ME, Finkenauer C, Schuengel C. "Food for love: the role of food offering in empathic emotion regulation." *Front Psychol.* 2014 Jan. 31; 5: 32. DOI: 10.3389/fpsyg.2014.00032.

Chalmin- Pui L, Griffiths A, Roe J, Heaton T, Cameron R. "Why garden? – Attitudes and the perceived health benefits of home gardening." *Cities.* 2021; 112: 103118. DOI: 10.1016/j.cities.2021.103118.

Smith- Carrier TA, Béres L, Johnson K, Blake C, Howard J. "Digging into the experiences of therapeutic gardening for people with dementia: An interpretative phenomenological analysis." *Dementia (London).* 2021 Jan; 20(1): 130– 47. DOI: 10.1177/1471301219869121. Epub 2019 Aug 19. PMID: 31426675.

Tian AD, Schroeder J, Häubl G, Risen JL, Norton MI, and Gino F. "Enacting rituals to improve self-control." *Journal of Personality and Social Psychology.* 2018; 114(6): 851– 76. DOI: 10.1037/pspa0000113.

Vohs KD, Wang Y, Gino F, Norton MI. "Rituals Enhance Consumption." *Psychological Science.* 2013; 24(9): 1714– 21. DOI: 10.1177/0956797613478949.

Spence C, Mancini M, Huisman G. "Digital Commensality: Eating and Drinking in the Company of Technology." *Front Psychol.* 2019 Oct. 9; 10: 2252. DOI: 10.3389/fpsyg.2019.02252.

第3章

Klunemann M, Andrejev S, Blasch S, et al. "Bioaccumulation of therapeutic drugs by human gut bacteria." *Nature.* 2021 Sep.; 597: 533– 38. DOI: doi.org/10.1038/s41586- 021- 03891- 8.

Rook GA, Lowry CA, Raison CL. "Microbial 'Old Friends', immunoregulation and stress resilience." *Evol Med Public Health.* 2013 Jan.; 2013(1): 46– 64. DOI: 10.1093/emph/eot004. Epub 2013 Apr 9. PMID: 24481186; PMCID: PMC3868387.

Morais LH, Golubeva AV, Casey S, et al. "Early-life oxytocin attenuates the social de)cits induced by caesarean- section delivery in the mouse." Neuropsychopharmacol. 2021; 46: 1958– 68. DOI: 10.1038/s41386- 021- 01040- 3.

Boscaini S, Leigh SJ, Lavelle A, García- Cabrerizo R, Lipuma T, Clarke G, Schellekens H, Cryan JF. "Microbiota and body weight control: Weight watchers within?" *Mol Metab.* 2022 Mar.; 57: 101427. DOI: 10.1016/j.molmet.2021.101427.

perceptions of fat and taste stimuli are modulated by affect and mood induction." *PLoS One*. 2013 June 5; 8(6): e65006. DOI: 10.1371/journal.pone.0065006. PMID: 23755167; PMCID: PMC3673997.

Heath TP, Melichar JK, Nutt DJ, Donaldson LF. "Human taste thresholds are modulated by serotonin and noradrenaline." *J Neurosci*. 2006 Dec. 6; 26(49): 12664– 71. DOI: 10.1523/JNEUROSCI.3459- 06.2006. PMID: 17151269; PMCID: PMC6674841.

Dess NK, Edelheit D. "The bitter with the sweet: the taste/stress/temperament nexus." *Biol Psychol*. 1998 June; 48(2): 103– 19. DOI: 10.1016/s0301-0511(98)00014- 3. PMID:9700013.

Spence, C. "Unraveling the mystery of the rounder, sweeter chocolate bar." *Flavour*. 2013; 2; 28. DOI: 10.1186/2044- 7248- 2- 28.

Porter J, Craven B, Khan RM, Chang SJ, Kang I, Judkewitz B, Volpe J, Settles G, Sobel N. "Mechanisms of scent- tracking in humans." *Nat Neurosci*. 2007 Jan; 10(1): 27– 9.DOI: 10.1038/nn1819. Epub 2006 Dec 17. Erratum in *Nat Neurosci*. 2007 Feb.; 10(2): 263. Judkewicz, Benjamin [corrected to Judkewitz, Benjamin]. PMID: 17173046.

Deblais A, Hollander ED, Boucon C, et al. "Predicting thickness perception of liquid food products from their non- Newtonian rheology." *Nat Commun*. 2021 Nov. 3; 12(1): 6328. DOI: 10.1038/s41467- 021- 26687- w.

Vignolles A, Pichon, PE. "A taste of nostalgia: Links between nostalgia and food consumption." *Qualitative Market Research: An International Journal*. 2014; 17; 10. DOI: 1108/QMR- 06- 2012-0027.

Drewnowski A, Almiron- Roig E. "Human Perceptions and Preferences for Fat- Rich Foods." In Montmayeur JP, le Coutre J, editors. *Fat Detection: Taste, Texture, and Post Ingestive Effects*, (2010)Boca Raton, FL: CRC Press/Taylor & Francis. Chapter 11. Available from: https://www.ncbi.nlm.nih.gov/books/NBK53528/.

Spence, C., Youssef, J. "Olfactory dining: designing for the dominant sense." *Flavour*. 2015; 4; 32. DOI: 10.1186/s13411- 015- 0042- 0.

Ratcliffe E, Baxter WL, Martin N. "Consumption rituals relating to food and drink: A review and research agenda." *Appetite*. 2019 Mar. 1; 134: 86–93. DOI: 10.1016/j. appet.2018.12.021. Epub 2018 Dec 17. PMID: 30572007.

Dunbar, RIM. "Breaking Bread: the Functions of Social Eating." *Adaptive Human Behavior and Physiology*. 2017; 3: 198– 211. DOI: 10.1007/s40750- 017- 0061- 4.

Hayashi LC, Benasi G, St- Onge MP, and Aggarwal B. "Intuitive and mindful eating to improve physiological health parameters: a short narrative review of intervention studies." *Journal of Complementary and Integrative Medicine*. 2021 Dec 16. DOI: 10.1515/jcim- 2021- 0294.

Stice E, Yokum S. "Effects of gymnemic acids lozenge on reward region response to receipt and anticipated receipt of high- sugar food." *Physiol Behav*. 2018 Oct 1; 194: 568– 76. DOI: 10.1016/j.physbeh.2018.07.012. Epub 2018 Jul 20. PMID: 30031752.

Stice E, Yokum S, Veling H, Kemps E, Lawrence NS. "Pilot test of a novel food response and attention training treatment for obesity: Brain imaging data suggest actions shape valuation." *Behav Res Ther*. 2017 July; 94: 60– 70. DOI: 10.1016/j.brat.2017.04.007. Epub 2017 Apr 19. PMID: 28505470; PMCID: PMC5656010.

Spence, C. "Comfort food: A review." *International Journal of Gastronomy and Food Science*. 2017; 9: 105– 9.

Wagner HS, Ahlstrom B, Redden JP, Vickers Z, Mann T. "The myth of comfort food." *Health Psychol*. 2014 Dec.; 33(12): 1552– 57. DOI: 10.1037/hea0000068. Epub 2014 Aug 18. PMID: 25133833.

depressive disorder: section 5. Complementary and alternative medicine treatments." *CANMAT Guidelines*. 2016; 61(9): 576– 87. DOI: 10.1177/0706743716660290.

Jacka FN, O'Neil A, Opie R, et al. "A randomised controlled trial of dietary improvement for adults with major depression (the 'SMILES' trial)." *BMC Medicine*. 2017 Jan.;15– 23. DOI: 10.1186/s12916- 017- 0791- y.

Parletta N, Zarnowiecki D, Cho J, Wilson A, Bogomolova S, Villani A. "A Mediterraneanstyle intervention supplemented with fish oil improves diet quality and mental health in people with depression: A randomized controlled trial (HELFIMED)." *Nut Neurosci*. 2019; 22(7): 474–87. DOI: 10.1080/1028415X.2017.1411320.

LaChance, L., Aucoin, M., and Cooley, K. "Design and pilot evaluation of an evidence- based worksheet and clinician guide to facilitate nutrition counselling for patients with severe mental illness." *BMC Psychiatry*. 2021; 21; 556. DOI: 10.1186/s12888- 021- 03575- 7.

Kohn R, Saxena S, Levav I, Saraceno B. "The treatment gap in mental health care." *Bull World Health Organ*. 2004 Nov.; 82(11): 858– 66. Epub 2004 Dec 14. PMID: 15640922; PMCID: PMC2623050.

Betley J, Xu S, Cao Z, et al. "Neurons for hunger and thirst transmit a negative- valence teaching signal." *Nature*. 2015; 521; 180– 85. DOI: 10.1038/nature14416.

Savignac HM, Kiely B, Dinan TG, Cryan JF. "Bifidobacteria exert strain- specific effects on stress-related behavior and physiology in BALB/c mice." *Neurogastroenterol Motil*. 2014 Nov.; 26(11): 1615–27. DOI: 10.1111/nmo.12427. Epub 2014 Sep 24. PMID: 25251188.

Tian P, Bastiaanssen TFS, Song L, Jiang B, Zhang X, Zhao J, Zhang H, Chen W, Cryan JF, Wang G. "Unraveling the Microbial Mechanisms Underlying the Psychobiotic Potential of a Bifidobacterium breve Strain." Mol Nutr Food Res. 2021 Apr.; 65(8): e2000704. DOI: 10.1002/mnfr.202000704. Epub 2021 Mar 9. PMID: 33594816.

Yang C, Fujita Y, Ren Q, et al. "*Bifidobacterium* in the gut microbiota confer resilience to chronic social defeat stress in mice." *Sci Rep*. 2017; 7; 45942. DOI: 10.1038/srep45942.

Allen A, Hutch W, Borre Y, et al. "*Bifidobacterium longum* 1714 as a translational psychobiotic: modulation of stress, electrophysiology and neurocognition in healthy volunteers." *Transl Psychiatry*. 2016; 6; e939. DOI: 10.1038/tp.2016.191.

第2章

Leonard BE. "The olfactory bulbectomized rat as a model of depression." *Pol J Pharmacol Pharm*. 1984; 36(5): 561– 69.

O'Mahoney SM, Clarke G, Borre YE, Dinan TG, Cryan JF. "Serotonin, tryptophan metabolism and the brain- gut- microbiome axis." *Behavioural Brain Research*. 2015 Jan,; 277: 32–48. DOI: 10.1016/j.bbr.2014.07.027.

Fanzo J, Rudie C, Sigman I, Grinspoon S, Benton TG, Brown ME, Covic N, Fitch K, Golden CD, Grace D, Hivert MF, Huybers P, Jaacks LM, Masters WA, Nisbett N, Richardson RA, Singleton CR, Webb P, Willett WC. "Sustainable food systems and nutrition in the 21st century: a report from the 22nd annual Harvard Nutrition Obesity Symposium." *Am J Clin Nutr*. 2022 Jan 11; 115(1): 18– 33. DOI: 10.1093/ajcn/nqab315. PMID: 34523669; PMCID: PMC8755053.

Shanahan LK, Bhutani S, Kahnt T. "Olfactory perceptual decision- making is biased by motivational state." *PLoS Biol*. 2021 Aug. 26; 19(8): e3001374. DOI: 10.1371/journal.pbio.3001374. PMID: 34437533; PMCID: PMC8389475.

Platte P, Herbert C, Pauli P, Breslin PA. "Oral

Opie RS, Ball K, Abbott G, et al. "Adherence to the Australian dietary guidelines and development of depressive symptoms at 5 years follow- up amongst women in the READI cohort study." *Nutr J.* 2020; 19(30). DOI: 10.1186/s12937- 020- 00540- 0.

Wickham SR, Amarasekara NA, Bartonicek A, Conner TS. "The Big Three Health Behaviors and Mental Health and Well- Being Among Young Adults: A Cross- Sectional Investigation of Sleep, Exercise, and Diet." *Front Psychol.* 2020 Dec. 10; 11: 579205. DOI: 10.3389/fpsyg.2020.579205. PMID: 33362643; PMCID: PMC7758199.

Cho S, Kim S. "Does a healthy lifestyle matter? A daily diary study of unhealthy eating at home and behavioral outcomes at work." *J Appl Psychol.* 2022 Jan.; 107(1) :23– 39. DOI: 10.1037/apl0000890. Epub 2021 Mar 25. PMID: 33764080.

Sánchez- Villegas A, Delgado- Rodríguez M, Alonso A, Schlatter J, Lahortiga F, Serra Majem L, Martínez- González MA. "Association of the Mediterranean dietary pattern with the incidence of depression: the Seguimiento Universidad de Navarra/University of Navarra follow- up (SUN) cohort." *Arch Gen Psychiatry.* 2009 Oct.; 66(10): 1090– 8. DOI: 10.1001/archgenpsychiatry.2009.129. PMID: 19805699.

Jacka FN, Mykletun A, Berk M, Bjelland I, Tell GS. "The association between habitual diet quality and the common mental disorders in community- dwelling adults: the Hordaland Health study." *Psychosom Med.* 2011 Jul.; 73(6): 483– 90. DOI: 10.1097/PSY.0b013e318222831a.

Sanchéz- Villegas A, Verberne L, Da Irala J, et al. "Dietary fat intake and the risk of depression: the SUN study." *PLoS ONE.* 2011 Jan.; 6(1) :e16268. DOI: 10.1371/journal.pone.0016268.

Hendy HM. "Which comes first in food– mood relationships, foods, or moods?" *Appetite.* 2012; 58(2): 771– 75. DOI: 10.1016/j.appet.2011.11.014.

Sánchez- Villegas A, Martinéz- González MA, Estruch R, et al. "Mediterranean dietary pattern and depression: the PREDIMED randomized trial." *BMC Medicine.* 2013 Sep.; 11: 208. DOI: 10.1186/1741- 7015- 11- 208.

Beilharz JE, Maniam J, Morris MJ. "Short exposure to a diet rich in both fat and sugar or sugar alone impairs place, but not object recognition memory in rats." *Brain Behav Immun.* 2014 Mar.; 37: 134– 41. DOI: 10.1016/j.bbi.2013.11.016.

Logan AC, Jacka FN. "Nutritional psychiatry research: An emerging discipline and its intersection with global urbanization, environmental challenges, and the evolutionary mismatch." *J Physiological Anthropology.* 2014; 33(1): 22. DOI: 10.1186/1880- 6805- 33- 22.

Sarris J, Logan AC, Akbaraly T, et al. "International society for nutritional psychiatry research consensus position statement: Nutritional medicine in modern psychiatry." *World Psychiatry.* 2015 Oct.; 14(3): 370– 1. DOI: 10.1002/wps.20223.

Sarris J, Logan SC, Akbaraly T, et al. "Nutritional medicine as mainstream in psychiatry." *Lancet Psychiatry.* 2015 Mar.; 2(3): 271– 74. DOI: 10.1016/S2215- 0366(14)00051- 0.

Edwards LM, Murray AJ, Holloway CJ, Carter EE, Kemp GJ, Codreanu I, Brooker H, Tyler DJ, Robbins PA, Clarke K. "Short- term consumption of a high- fat diet impairs wholebody efficiency and cognitive function in sedentary men." *FASEB J.* 2011 Mar.; 25(3): 1088– 96. DOI: 10.1096/Z.10- 171983. Epub 2010 Nov 24. PMID: 21106937.

Jacka FN, Cherbuin N, Anstey KJ, Sachdev P, Butterworth P. "Western diet is associated with a smaller hippocampus: A longitudinal investigation." 2015; 13:215. DOI: 10.1186/s12916- 015- 0461- x.

Ravindran AV, Balneaves LG, Faulkner G, et al. "Canadian Network for mood and anxiety treatments (CANMAT) 2016 clinical guidelines for the management of adults with major facial expression of emotion transmit an evolving hierarchy of signals over time." *Current Biology*. 2014; 24(2):187– 92. DOI: 10.1016/j.cub.2013.11.064.

Gómez- Pinilla F. "Brain foods: The effects of nutrients on brain function." *Nat Rev Neurosci*. 2008 Jul.; 9(7): 568– 78. DOI: 10.1038/nrn2421.

Sathyanarayana Rao TS, Asha MR, Ramesh BN, Jagannatha Rao KS. "Understanding nutrition, depression, and mental illness." *Indian J Psychiatry*. 2008 June; 50(2):77– 82. DOI: 10.4103/0019-5545.42391.

Sánchez- Villegas A, Delgado- Rodríguez M, Alonso A, et al. "Association of the Mediterranean dietary pattern with the incidence of depression: the Seguimiento Universidad de Navarra/University of Navarra follow- up (SUN) cohort." *Arch Gen Psych*. 2009 Oct.; 66(10):1090–98. DOI: 10.1001/archgenpsychiatry.2009.129.

Jacka F, Pasco JA, Mykletun A, et al. "Association of Western and traditional diets with depression and anxiety in women." *Am J Psych*. 2010 Mar.; 167(3): 305– 11. DOI: 10.1176/appi.ajp.2009.09060881.

Opie RS, Itsiopoulos C, Parletta N, Sanchez- Villegas A, Akbaraly TN, Ruusunen A, Jacka FN. "Dietary recommendations for the prevention of depression." *Nutr Neurosci*. 2017 Apr.; 20(3): 161– 71. DOI: 10.1179/1476830515Y.0000000043. Epub 2016 Mar 2. PMID: 26317148.

Estruch R, et al. "Primary Prevention of Cardiovascular Disease with a Mediterranean Diet Supplemented with Extra- Virgin Olive Oil or Nuts." *N Engl J Med*. 2018; 378: e34. DOI: 10.1056/NEJMoa1800389.

Navarro AM, Abasheva D, Martínez- González MÁ, Ruiz- Estigarribia L, Martín- Calvo N, Sánchez-Villegas A,Toledo E. "Coffee Consumption and the Risk of Depression in a Middle- Aged Cohort: The SUN Project." *Nutrients*. 2018 Sep. 19; 10(9): 1333. DOI: 10.3390/nu10091333. PMID: 30235886; PMCID: PMC6163886.

Owen L, Corfe B. "The role of diet and nutrition on mental health and wellbeing." *Proc Nutr Soc*. 2017 Nov.; 76(4): 425– 26. DOI: 10.1017/S0029665117001057. Epub 2017 Jul 14. PMID: 28707609.

Francis HM, Stevenson RJ, Chambers JR, Gupta D, Newey B, et al. "A brief diet intervention can reduce symptoms of depression in young adults – A randomised controlled trial." *PLoS ONE*. 2019; 14(10): e0222768. DOI: 10.1371/journal.pone.0222768.

Khanna P, Chattu VK, Aeri BT. "Nutritional Aspects of Depression in Adolescents – A Systematic Review." *Int J Prev Med*. 2019 Apr. 3;10: 42. DOI: 10.4103/ijpvm.IJPVM- 400- 18.

Adan RAH, van der Beek EM, Buitelaar JK, Cryan JF, Hebebrand J, Higgs S, Schellekens H, Dickson SL. "Nutritional psychiatry: Towards improving mental health by what you eat." *Eur Neuropsychopharmacol*. 2019 Dec.; 29(12): 1321– 32. DOI: 10.1016/j.euroneuro.2019.10.011. Epub 2019 Nov 14. PMID: 31735529.

Lassale C, Batty GD, Baghdadli A, et al. "Healthy dietary indices and risk of depressive outcomes: a systematic review and meta- analysis of observational studies." *Mol Psychiatry*. 2019; 24; 965– 86. DOI: 10.1038/s41380- 018- 0237- 8.

Li Y, Lv MR, Wei YJ, et al. "Dietary patterns and depression risk: A meta- analysis." *Psychiatry Research*. 2017; 253: 373– 82. DOI: 10.1016/j.psychres.2017.04.020.

Firth J, Marx W, Dash S, et al. "The Effects of Dietary Improvement on Symptoms of Depression and Anxiety: A Meta- Analysis of Randomized Controlled Trials." *Psychosom Med*. 2019; 81(3): 265– 80. DOI: 10.1097/PSY.0000000000000673. Published correction appears in *Psychosom Med*. 2020 Jun.; 82(5): 536; published correction appears in *Psychosom Med*. 2021 Feb.–Mar. 01; 83(2): 196.

註

まえがき

Freeman MP, Hibbeln JR, Wisner KL, Davis JM, Mischoulon D, Peet M, Keck PE Jr, Marangell LB, Richardson AJ, Lake J, Stoll AL. "Omega- 3 fatty acids: evidence basis for treatment and future research in psychiatry." *J Clin Psychiatry*. 2006 Dec.; 67(12):1954– 67. DOI: 10.4088/jcp.v67n1217. Erratum in: *J Clin Psychiatry*. 2007 Feb.; 68(2): 338. PMID: 17194275.

Radavelli- Bagatini S, Blekkenhorst LC, Sim M, Prince RL, Bondonno NP, Bondonno CP, Woodman R, Anokye R, Dimmock J, Jackson B, Costello L, Devine A, Stanley MJ, Dickson JM, Magliano DJ, Shaw JE, Daly RM, Hodgson JM, Lewis JR. "Fruit and vegetable intake is inversely associated with perceived stress across the adult lifespan." *Clin Nutr*. 2021 May; 40(5): 2860–2867. DOI: 10.1016/j.clnu.2021.03.043. Epub 2021 Apr 15. PMID: 33940399.

Kiecolt- Glaser JK, Belury MA, Andridge R, Malarkey WB, Glaser R. "Omega- 3 supplementation lowers inflammation and anxiety in medical students: a randomized controlled trial." *Brain Behav Immun*. 2011 Nov.; 25(8): 1725– 34. DOI: 10.1016/j.bbi.2011.07.229. Epub 2011 Jul 19. PMID: 21784145; PMCID: PMC3191260.

Ljungberg T, Bondza E, Lethin C. Evidence of the Importance of Dietary Habits Regarding Depressive Symptoms and Depression. *Int J Environ Res Public Health*. 2020; 17(5): 1616. Published 2020 Mar 2. DOI:10.3390/ijerph17051616.

Needham DB, Masanori Funabashi, Mark D. Adame, Zhuo Wang, Joseph C. Boktor, Jillian Haney, Wei- Li Wu, Claire Rabut, Mark S. Ladinsky, Son-Jong Hwang, Yumei Guo, Qiyun Zhu, Jessica A. Griffiths, Rob Knight, Pamela J. Bjorkman, Mikhail G. Shapiro, Daniel H. Geschwind, Daniel P. Holschneider, Michael A. Fischbach, Sarkis K. Mazmanian. "A gut- derived metabolite alters brain activity and anxiety behaviour in mice." *Nature*, 2022; DOI: 10.1038/s41586- 022- 04396- 8.

Dunbar, RIM. "Breaking Bread: the Functions of Social Eating." *Adaptive Human Behavior and Physiology* 3, 198– 211 (2017). DOI: 10.1007/s40750- 017- 0061- 4.

第1章

Nonaka S., Arai, C, Takayama, M, et al. "Efficient increase of γ- aminobutyric acid (GABA) content in tomato fruits by targeted mutagenesis." *Sci Rep* 7, 7057 (2017). https://doi.org/10.1038/s41598-017-06400-y

O'Mahony SM, Clarke G, Borre YE, Dinan TG, Cryan JF. "Serotonin, tryptophan metabolism and the brain- gut- microbiome axis." *Behav Brain Res*. 2015 Jan. 15; 277: 32– 48. DOI: 10.1016/j.bbr.2014.07.027. Epub 2014 Jul 29. PMID: 25078296.

Waters SF, Karnilowicz HR, West TV, Mendes WB. "Keep it to yourself? Parent emotion suppression influences physiological linkage and interaction behavior." *J Fam Psychol*. 2020 Oct.; 34(7): 784–93. DOI: 10.1037/fam0000664. Epub 2020 Apr 23. PMID: 32324017.

Kringelbach ML. "The pleasure of food: underlying brain mechanisms of eating and other pleasures." *Flavour* 4, 20 (2015). DOI: 10.1186/s13411-014- 0029- 2.

Stahl ST, Albert SM, Dew MA, Lockovich MH, Reynolds CF 3rd. "Coaching in healthy dietary practices in at- risk older adults: a case of indicated depression prevention." *Am J Psychiatry*. 2014; 171(5):499– 505. DOI:10.1176/appi.ajp.2013.13101373.

Labroo AA, Mukhopadhyay A. "Lay Theories of Emotion Transience and the Search for Happiness: A Fresh Perspective on Affect Regulation." *Journal of Consumer Research*. 2009 Aug.; 36(2): 242– 54. DOI: 10.1086/597159.

Jack RE, Garrod OGB, Schyns PG. "Dynamic

【著者】

メアリー・ベス・オルブライト（Mary Beth Albright）

ワシントン・ポスト紙のライター、編集者、エグゼクティブ・プロデューサー。米国公衆衛生局長官事務所での勤務経験があり、ナショナルジオグラフィック誌に寄稿していた。食をテーマにした専門テレビ局、フード・ネットワークにも出演している。ジョンズ・ホプキンズ大学とジョージタウン大学で学位を取得。息子とともにワシントンDCに在住。

【翻訳】

大山 晶（おおやま・あきら）

1961年生まれ。大阪外国語大学外国語学部ロシア語科卒業、翻訳家。おもな訳書に「食」の図書館シリーズの『バナナの歴史』『ハチミツの歴史』『ウオッカの歴史』、花と木の図書館シリーズの『サボテンの文化誌』『観葉植物の文化誌』（以上、原書房）、『ナチスの戦争1918-1949：民族と人種の戦い』『ナチの妻たち：第三帝国のファーストレディー』（以上、中央公論新社）などがある。

EAT & FLOURISH
: How Food Supports Emotional Well-Being

by Mary Beth Albright

こころを健康《けんこう》にする食事《しょくじ》の科学《かがく》

2023年6月14日　第1刷

著者…………メアリー・ベス・オルブライト

訳者…………大山《おおやま》 晶《あきら》

装幀…………大宮《おおみや》デザイン室《しつ》

発行者…………成瀬雅人
発行所…………株式会社原書房

〒160-0022 東京都新宿区新宿 1-25-13
電話・代表 03（3354）0685
http://www.harashobo.co.jp
振替・00150-6-151594

印刷…………新灯印刷株式会社
製本…………東京美術紙工協業組合

ISBN978-4-562-07290-3, Printed in Japan